# 聖經
# 輕斷食

## The Daniel Fast
Feed Your Soul, Strengthen Your Spirit,
and Renew Your Body

蘇珊·葛瑞莉 —— 著
Susan Gregory

王淑玫 —— 譯

本書獻給所有瀏覽過我的「但以理禁食」部落格和網站的人。在回答問題與思索留言內容的過程中，你們引導我進入了更深層、更強大的真相中。你們親切的來信與留言支持、鼓勵了我。

　　你們在網路上的參與和財務支援，讓我們得以照顧南非的民眾與孩童。你們握著我的手合力讓其他人瞭解，透過祈禱與禁食，我們能獲得多麼珍貴、強大的饋贈。

　　和你們同屬一個社群讓我感到非常驕傲。親愛的朋友，謝謝你們。儘管我無法在此一一列出你們的名字，但是請明白，我真的很感激你們讓本書能以這樣的面貌呈現。我將本書獻給你們。

　　願基督的平安布滿你生命中的每個層面。

# 讀者成功見證

- 我十四天前開始進行禁食，一切都很好。我在精神上、感情上和生理上都覺得很棒，而且還瘦了七公斤！ ——柯比，大學生

- 我先生很喜歡我在禁食期間端出來的新鮮食材，之後也打算繼續吃這些健康又好吃的食物。 ——艾咪，家庭主婦

- 過去這 21 天是一場神奇之旅。我真的很感謝書中的食譜和鼓勵。 ——安琪拉，上班族

- 我先生和我愛死了但以理禁食法。餐點製作很容易，而且非常美味。 ——笛兒，新婚女性

- 我很愉快地進入禁食第四天，而且覺得非常飽足，雖然我沒有吃什麼東西。 ——妮可，出版工作者

- 現在已經是第六天了，而我還堅持著。禁食不斷提醒我身體的需求是如何推動我的行為，我很享受這個。

  ——賈姬，高中老師

- 我剛吃完我的香柚酸辣燉飯，我覺得很有罪惡感，因為實在太好吃了！ ——希拉，大學生

- 少了祈禱和聖經的建議，這就像是另一個無趣的飲食計畫。但是將神納入，讓這一切都不同了。 ——芭芭拉，媒體工作者

- 我這個禮拜試圖要戒除健怡可樂。我一罐都沒喝！這本身就是件大事。 ——諾瑪，大學生

**PART 1**
# 基礎篇

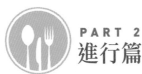
**PART 2**
**進行篇**

**PART 3**
**實用篇**

專文推薦

————— ◆ —————

# 啟動身體的自動修復功能

張祐銓

　　要在現代人的日常生活裡實行但以理禁食法，無疑是一場挑戰。確幸的是，本書作者非常用心地將多年的成功經驗分享成書，鉅細靡遺地呈現但以理禁食法的基本理論、實行方法及靈性意涵。

　　為幫助讀者成功體驗但以理禁食法，作者除了詳實條列禁食的基本原則及導引細節外，更準備了 136 道但以理禁食食譜，從早餐、精力湯、主配菜、湯品、沙拉到甜點，樣樣不缺。餐點這麼美味、健康、豐盛啊！我一度懷疑這算禁食嗎！設計過的食譜，使得改變飲食習慣變得容易。於是我與太太很快就決定首次試行為期 14 天的但以理禁食計畫。

　　禁食開始時，曾經頭痛一天，但很快就好了。有一天午餐吃個素包子簡單果腹，結果到傍晚全部吐出來了，才警覺原來包子有發酵成分，是禁食期間不能吃的食物之一。在禁食完成後的隔天，我在查閱經文時，一個困擾我幾個月、本來想去醫院開刀去除的豆大黑痣，竟奇蹟式地脫落而癒。

　　人的身體構造非常精巧，人們對這個造物的認識還很粗淺，身體擁有許多我們還不知道的絕妙潛能。透過但以理禁食，戒斷不正確的食

物傷害，正是啟動身體自動修復功能的重要步驟之一。現在越來越多的醫師及研究人員發現，只要透過純植物性飲食，就能遠離心臟病、糖尿病及癌症。不但能改善你的健康，甚至能救你的命。而先知但以理早在二千七百年前那個沒有科技的年代，就以全然依靠上帝的信心，用同樣的飲食方法做了絕佳的典範。

禁食期間，除了親友之外，夫妻是彼此最大的支持者，朝夕相處，烹煮監食，共體時艱，牽手扶持，一同闖關。禁食期間，每天與太太的對話特別不同於以往，常見的台詞如同肥皂劇般每天重播：「這能吃嗎？」、「這有含糖耶」、「這屬精緻食品」、「標籤要看清楚喔」。冰箱內囤積了不少禁食榜內的食物，赫然發現原來日常飲食中，有這麼多食物添加了對我們身體不利的成分。

和太太協議後，我們也毅然決定即使在禁食結束後，也要禁買對身體不利的食品，養成一種持續的健康飲食習慣。畢竟上帝為我們的身體所設計的天然食物，才是真正對身體好的。但以理禁食的飲食原則成為我們往後採購食物最重要的參考標準。

禁食期間，我查閱的聖經經文數量是我這輩子以來最多的一次。認識了更多的素食聖人及先知，也發現聖經中有多處都傳達了義人需仁慈地對待不會說話的動物：

- 吃素菜、彼此相愛，強如吃肥牛、彼此相恨。（箴言 15:17）
- 耶和華啊！人民、牲畜，你都救護。（詩篇／聖詠集 36:6）

依據歷史文獻及許多基督宗教學者的研究，耶穌基督與早期的基督徒也都是素食者。參照聖經中提到吃素的相關記載，可以清楚地看出聖經作者的原意：要善待一切生命，這正是耶穌基督的博愛真諦。這幾年

來，我認識了很多茹素的牧師、神父及基督徒。我很高興他們宣稱採行更慈悲、更有愛心的生活方式，才能更合乎上帝的旨意。

全世界有 16 億人沒電可用，但是 2／3 能源被用於生產及運輸動物飼料。全世界每天有 8 億 8 千萬個兒童餓著肚子上床睡覺、有 1 萬 5 千個兒童死於營養不良，每年有超過 500 萬人因為飢餓而死亡，其中大部分是五歲以下的兒童。然而，全世界的糧食生產並非不夠，而是全球 30％穀物及 90％大豆被用來餵養動物，這些穀物足夠餵飽所有飢餓的人還有剩。但 10 公斤作物僅產出 1 公斤牛肉，等於浪費 9 公斤食物，吃肉無異於向飢餓的民眾搶糧食。

全世界現今約有 21 億基督徒，衷心祈禱全世界的每位基督徒除了特定時間內的禁食外，每週也都能選擇至少一天實施但以理禁食法，這對地球的環保及世界的飢民有著不可計量的利益及驚人效果。或許人間天堂也就近了。

通常我們想要的，不一定是我們需要的，甚至不一定是對我們好的。在一些習慣慢慢養成以後，我們何時才會停下腳步，靜下來重新檢視生活中理所當然的飲食習慣及習以為常的生活課題。改變需要動力、理由、方法及支持，但以理禁食法提供了一個改變生活的契機。

而我更衷心祈禱，您能掌握但以理禁食法這把鑰匙，開啟與上帝更直接的溝通之門。

（本文作者為週一無肉日聯絡平台總召集人）

———— · ————

# 強而有力的靈性操練法

陳百加 牧師

 

 

禁食禱告是強而有力的靈性操練法，讓我們專注、渴慕與神的親密接觸，更深度地感受到天父慈愛的同在和回應。

在聖經中，當以斯帖（艾斯德爾）面臨民族存亡之際，她第一時間想到自己可以做什麼呢？就是禁食禱告！然後就是將自己全人獻上給神，接著，死就死吧！就如〈以斯帖記〉（艾斯德爾傳）4 章 16 節所描述的：「你當去招聚書珊城所有的猶大人，為我禁食三晝三夜，不吃不喝；我和我的宮女也要這樣禁食。然後我違例進去見王，我若死就死吧！」

二〇〇一年美國遭受 911 恐佈襲擊時，我在電視機裡看見紐約世貿中心二棟雙子星大樓剎那間被炸成平地，三千多人一瞬間被活埋在亂石飛瓦裡，那一刻，我被眼前的凶暴景況衝擊得淚流滿面，當時美國總統布希立刻在電視上發表：「這是戰爭的暴行，我將代表全體美國人向恐怖組織宣戰。」

我心裡感受到很痛苦的震盪，世界充滿凶殺、報復、淫亂、強暴，神愛世人的心天天都受到無情的撕裂與摧殘，在神的國降臨在地上之前，國與國之間、民與民之間、人與人之間，都在彼此控訴、定罪和殺戮，

我們個人的力量太有限，當下我只能藉著禁食禱告，在主面前悲痛地為美國百姓、為死者家人、為神的國和神的義早日降臨運行在地上而禱告。

在那一年之後，每逢九月十一日，我的心就會受感動，進行二十一天的禁食禱告。在這二十一天中，我專注地聆聽神藉著讀經、禱告、默想和默觀對我的心說話，更深刻地去體驗聖靈在心靈深處的引導和啟示，逐漸感受到但以理二十一天的禁食祈禱法，使我的靈魂每年都有一段較長的時間被光照、治癒，我的身體也有一段時間被清潔、更新和改變。

我愈來愈體會到，基督徒禁食的目的，不是為了要求神來滿足我們的慾望和期待，而是為我們的靈性和與神關係帶來祝福，如書中所說，「這是一種刻意降低世界的噪音、專心於你與神之間關係的方法」。此後，我也受到感動，在美國牧會期間、在歐洲宣教期間、在我們宣教中心的網頁上，開始推廣和引導更多弟兄姐妹來理解、尋求禁食禱告，並且追求但以理 21 天禁食禱告的靈性操練法（參考我的網頁 http://www.revivalspark.net）。

本書作者更詳盡地介紹了「但以理禁食法」與「但以理禁食食譜」，使我們能透過禁食，在靈性上和身體上都獲得更實際的好處。當我們置身於紛亂不安的世界中，我們多麼渴望能在忙亂的生活中，規劃出一段時間，潛心、安靜地專注於親近神、尋求神和聆聽神，用心來鍛鍊更堅強的靈性生活。

神已經把一切生命的祝福都放在我們裡面，只是外界太多的活動和慾望，使我們對於跟隨神這件事總是三心二意。禁食祈禱能使我們重新歸回神，專注於建立與神合一的關係。靈性的成長沒有速成法，只能藉著「攻克己身，叫身服我」的操練逐步前進，發自內心地向神順服，來渴慕祂的真實同在，讓我們的心思意念可以時時被更新轉化，好讓我們更明白神純全、善良、可喜悅的旨意。

我非常高興啟示出版願意出版這本書的中文版,個人也很樂意推薦這本書。

（本文作者為美國天下復興中心副會長、
國際深度靈修課程講師、歐洲姐妹福音盟總召集人）

作者序

————·————

# 改變生命的靈性旅程

　　親愛的朋友，你們有福了！你們即將展開一場令人振奮、改變生命的靈性冒險。「禁食」是一種由上帝所設計出來、讓我們可以與祂更親近的強大方法，「但以理禁食」則是一種我們的身、心、靈都可以完整經歷的美妙體驗。

　　在寫作本書時，我更加堅信，上帝藉由但以理禁食法來強化我們、賦予我們力量。在這個世俗體系分崩離析、肥胖症與疾病氾濫的年代裡，黑暗的力量似乎與日俱增，但是我看見的是，當人們將自己的心轉向上帝，並且將生命中的一段時期奉獻給祈禱與禁食時，奇蹟就會發生。

　　聖經告訴我們，要衡量一樣事物是好是壞，最直接的就是看它結出怎樣的果實。將生命導向良善、信心與健康的但以理禁食法，顯然結出了許多美好的果子。我每年都會收到成千上萬封的電子郵件和訊息，來自那些因為但以理禁食法而完全改變了生命的人。這也是我對這項聖經教導重獲重視而感到非常雀躍的原因，我相信，這是源自於聖靈（聖神）的力量和上帝的認可。

在聖經中，我們看到許多男性與女性都進行禁食：約伯、約拿（約納）、以斯帖（艾斯德爾）、以賽亞（依撒意亞）、大衛（達味）、耶利米（耶肋米亞）、但以理（達尼爾）、約珥（岳厄）、施洗者約翰（洗者若翰）、耶穌、馬太（瑪竇）、馬可（馬爾谷）、路加、約翰（若望）以及保羅（保祿）。禁食交織出現在整本聖經中，是基督信仰中正常而且被接受的一種做法，而不是從教會教條或傳統中所衍生的某種規定。現在，有越來越多的人發現，禁食其實是神創造來幫助我們與祂建立更緊密關係與更親密溝通的最佳工具。

要記住，禁食的關鍵是食物。禁食，就是基於某個靈性上的目的而限制食用所有或是某些食物。儘管禁食的由來並不明確，但是我們確實知道，在某些時候，神會指示祂的子民不可以食用某些食物。在〈出埃及記〉（出谷紀）第12章中有描述到，在「逾越節」（也稱為「無酵節」）剛建立時，神就很明確地說明了應該吃什麼食物，以及不可以吃哪些食物。當摩西（梅瑟）在西奈山見上帝時（出埃及記34章），他四十天沒有進食和飲水。

所以，但以理禁食法到底是什麼？在〈但以理書〉（達尼爾）第1章中，我們看到但以理這位少年先知對巴比倫人和猶太人之間的習俗差異而感到憂心，而問題就出在飲食上面。但以理拒絕玷汙他保留給上帝的身體，所以無法接受巴比倫人把曾經祭拜過巴比倫神的酒肉拿給他吃。於是但以理和他的同伴就採取了「部分禁食」，以維持他們對上帝的信實。

在聖經中，我們可以看到許多神的子民將禁食納入靈修戒律之中。現在許多傳道人和靈修導師也仍然肯定禁食的必要性。然而，很少有人提供明確的步驟，告訴我們要如何進行禁食。

**我相信這就是神希望我做的事。**在與無數人交換了關於但以理禁食

法的內容後，我發現大家最需要的就是「說明」。他們不僅想要了解**關於禁食的事**，還想要知道**如何進行禁食**。本書的目的，就是引導你成功地進行但以理禁食。我希望你能學會如何禁食，好實現這項聖經教導所能提供的最大效用。在本書中，你將會學到：

1. 禁食如何幫助你更親近神。

2. 在展開長期禁食之前，應該要先了解哪些問題。

3. 如何找到自己禁食的目的。

4. 如何準備進行一次能豐富你的身、心、靈的但以理禁食。

5. 但以理禁食法的飲食限制，可以吃和不可以吃的食物清單。

6. 如何準備符合但以理禁食法原則的營養餐點（包括 21 天禁食期間的三餐和點心食譜）。

7. 明白什麼是走在聖靈之中，以及如何讓它成為你日常生活中的唯一選項。

8. 如何重整你的生命，並且領取你進入天國的入場券。

9. 如何完成但以理禁食，並且讓這個新習慣持續在生活中發揮正面的影響。

10. 如何將祈禱和禁食融入你的生活，成為你靈性成長的有效工具。

當你讀到這些字句時，我希望你感受到一股躍躍欲試的盛大期待與興奮感。你即將展開一場能開啓前所未見的洞見、成長和信心的靈性體驗。在接下來的篇章中，我將會告訴你要如何成功、有效地進行這場強化與神關係的禁食。

讀完本書後，你已經裝備完全，可以立刻進行但以理禁食法了。如果你仍有本書未提及或是回答不完整的疑問，我也會告訴你要如何

尋求你所需要的答案。我的任務是盡可能地協助你成功體驗但以理禁
食法。

　　準備好學習關於但以理禁食法的一切吧！看看它可以如何地幫助
你追尋你的靈性、加強你的信心，並且在我們神奇天父的愛與知識中
逐漸成長。

　　祝福你。

蘇珊・葛瑞莉

願那賜平安給我們的上帝使你們完全聖潔！

願他保守你們的靈、魂、體，

在我們的主耶穌基督再來的時候完整無缺！

——帖撒羅尼迦（得撒洛尼）前書 5 章 23 節

# 在開始之前
·····························

　　本書所提到的但以理禁食法，是非常健康的飲食計畫。讓最偉大的治療師和你在這世上的醫生攜手合作，改善你的身、心、靈。但是，當你任何時候要在飲食和運動上進行重大的改變時，最好先尋求你的醫生的專業意見。

　　禁食絕對不應該對身體造成傷害。如果你有特殊的飲食需求，例如懷孕、哺乳、罹患癌症或糖尿病等長期病症、仍在發育成長，或者你是需要超出一般營養分量以應付大量能量消耗的運動員，你應該先和醫生商量，並且調整但以理禁食的飲食計畫，以符合你特殊的健康需求。

**編注**：本書中的聖經章名、人名，在每章首次出現時，皆採用基督教與天主教通用譯名對照的方式，以便教友閱讀。

# PART ONE
# 基礎篇

有時候，唯一能餵飽你、讓你不再感到飢餓的方法，就是禁食。

**CHAPTER 1**

———•———

# 關於我和我的部落格

Who Is the Daniel Fast Blogger?

首先，我不是傳教士或是聖經教師，也不是什麼大型教會的領導人物。我只是個每天努力和耶穌基督建立深入關係的平凡女性。我從個人的實驗與他人的經驗中得知，我們可以自己選擇要如何過日子。耶穌教導我們要尋求天國與真理，上帝也將生命與死亡、蒙福與詛咒陳列在我們面前，並且告訴我們要選擇生命，好讓自己與子孫永世長存。

選擇權在我們的手中。幸好，我們可以選擇在此刻、在此生就擁有一段轟轟烈烈、充滿力量與意義、為神成就偉大事物的人生。

我每天早晨都選擇要活出「以信仰為動力」的生活，我努力讓自己的每一句話、每個行為都符合神的話語。聽起來很激進嗎？或許與許多

人相比，確實如此。我積極地與基督一起生活，而且我發現，我越將思緒、活動、資源和未來專注在神的身上，我的生活就變得越來越讓人振奮、充滿平安。

我很年輕的時候就接受了基督，接下來的歲月則陸續參與了家庭、工作、教會和社交的各種活動。在家庭、親職、友誼和工作成就上，我有不少收穫。當然也少不了一些低潮，其中包括婚姻問題和長期的疾病。但是我度過了這些艱難的時光，而且仍舊保有完整的身心。

然而，直到二○○七年，我才真正地開始學習活出信仰的意義。當時，我正經歷著相當艱困的生活。那是我經濟衰退的開端，我的房地產投資生意在次貸風暴中垮了，我的財務狀況一團糟。我根本不知道該怎麼辦，甚至不知道要怎麼活下去！或許你也經歷過那種看不到希望和緩解的黑暗時期。我覺得壓力很大，而且孤立無援。

事實上，我並不孤單。我很快就感受到聖經所說的真理：耶穌從來不會離開、拋棄我們。只要我們願意親近神，祂就會與我們同在。我做了一個明智的決定，要相信聖經所說的一切。我相信，每當懷疑或恐懼昂起它們醜陋的面貌，那就是我要更積極地追求基督的愛與知識的訊號。我決心將自己交託給神。我每天早上花好幾個小時研讀和祈禱，我寫日記，我閱讀靈修導師和傳道人的著作，我花許多時間與神對話，並與人分享祂的真理與承諾。

這些並非一蹴而成的。這有點像大船要轉向一樣，必須一點一點地緩慢進行。漸漸地，我的懷疑變成信心，我的恐懼轉為希望。在這個過程中，神引導我走出荒野，進入祂的榮光。我生命中破碎的部分開始修復，人生也走向穩定與平安，我感受到前所未有的放鬆。

有一天，我坐在客廳的沙發上。當時我並沒有在冥想、祈禱，或是進行任何「靈性」的活動。我就是坐著而已。就在那時，我的靈魂聽見

神小聲而堅定地說：「寫寫關於但以理禁食的事吧！」

那聽起來像是個有趣的點子。我已經實行禁食許多年了，也正準備要在一、兩個禮拜後即將到來的新年度，展開一次為期二十一天的但以理禁食。我有寫作的經驗（雖然已經很多年沒有進行任何專業的書寫），我也進行了網路搜尋，發現網路上並沒有太多關於但以理禁食法的訊息。我想，可能有其他人也需要更加了解這種禁食法，而我或許可以滿足這種需求。

我從過去的經驗得知，許多人會以祈禱或是禁食展開新的一年。由於那時離新年已經很近了，我必須用最快速度將訊息傳遞出去，於是我決定開一個名為「但以理禁食法」的部落格。不用多久，我就貼了許多關於但以理禁食法的資訊和文章，很快地，讀者開始在部落格上留言、發問。我一一回答這些留言，隨著新年越來越接近，留言和問題也變得越來越多。

才過了幾天，我就發現大家造訪部落格的首要需求是「食譜」。於是我搜尋自己累積的食譜，針對但以理禁食法的原則調整作法，然後放上部落格供大家參考。這時我終於看清了神的計畫。來訪者在部落格上找到可以成功進行但以理禁食的資訊，因而感到欣喜異常，而我也展開了嶄新的工作。我明白神引領我重歸寫作一定有某個明確的目的，更重要的是，我原本以為這不過是個寫作功課，但其實神早有安排，祂要我滿足人們身心成長的重要需求。

目前，我的部落格造訪人數已超過一千二百萬人次，我也幫助了無數男女與年輕族群。我自稱是「但以理禁食部落客」，但事實上，頭銜根本沒有意義。我的生命蒙受神的恩典，我最大的冀望就是幫助大家學習信賴神和祂的話語。

在這個過程中，我的心逐漸開啟。許多人和我分享他們如何成功地

完成但以理禁食，這樣的信件總是讓我感動落淚。有些從來沒有節食成功的人，在專注於神而發展出自制的精神後，終於獲得了第一次勝利。我也和那些與配偶、與父母、與子女修復關係的人們一同讚美主。更有許多人寫信告訴我，他們的祈禱得到了回應、他們身上有奇蹟發生。

我們的神是如此善美，祂想要祂的孩子們信任、追隨祂的道路，好讓我們擁有祂為我們計畫好的美好生活。我的首要目標就是協助人們成功地經歷但以理禁食，讓他們在神的愛與知識中成長，並且以嶄新、驚人的方式感受神無條件的愛。

聖經在〈雅各書〉（雅各伯書）4章8節中說：「你們親近上帝，上帝就親近你們。」禁食就是讓我們設定一段時間，在這段時間內專注於神、與祂親近。那種親近是一種福分和力量。在那樣的親近中，我們體驗到神的存在，並且能聽見祂的話語。在那樣的親近中，我們鍛鍊靈性的肌肉，並且檢視自己的心。但以理禁食法提供你一個聖靈引導的機會，它能餵養你的靈魂、鍛鍊你的靈性，同時更新你的身體。

對於神給我的這個任務，我懷有無盡的謝意，透過祂的祝福，我希望自己也能造福他人。每一個因為我分享但以理禁食法的資訊而獲得幫助的人，都讓我感到非常地榮耀。感謝你們信賴我，也感謝你們投注於本書的時間與資源。

**歡迎與我交流、分享**

如果這本書仍舊無法回答你的疑問，或是你有任何想告訴我的話，歡迎寫信給我。

我的信箱是：Susan@Daniel-Fast.com

—————•—————

# CHAPTER 2

# 但以理禁食法是什麼？

Dusting Off an Ancient Spiritual Discipline

———— 股趨勢正在教會中興起。人們尋求著某種方法，想要滿足自己對靈性的渴望，在這個過程中，他們擦去了長年堆積在這個古老的聖經教導——禁食——上面的灰塵，重新發現了它的重要性。這不是一種流行，也不是一閃而過的時尚，而是一種強而有力的方法，讓我們能夠與神接觸、與神建立親密而真實的關係，也讓我們的祈禱收到回應，再度感受到天父的慈愛和撫慰。

我們讀聖經時，可以看到幾乎每個領導人都禁食過。祈禱和禁食常見於猶太人的靈性生活中，而聖經中的人也都明白這種做法的力量。當他們有很大的需求或是即將面臨巨大的考驗時，他們往往會透過祈禱和

禁食，以尋求上帝的智慧與幫助。思考一下以下的描述：

- 摩西（梅瑟）：「摩西在上主那裡停留四十晝夜，不吃不喝。他把這約的話，十條誡命，寫在兩塊石版上。」（出埃及記／出谷紀 34:28）

- 以利亞（厄里亞）：「以利亞起來，吃了，喝了。食物給他足夠的力量，他走了四十晝夜，到了何烈聖山。」（列王記上 19:8）

- 以斯拉（厄斯德拉）：「接著，以斯拉從聖殿前面走進以利亞實兒子約哈難的房間，在那裡過夜，他不吃不喝，為流亡人民的不忠哀傷。」（以斯拉記／厄斯德拉上 10:6）

- 但以理（達尼爾）：「我整整三個星期沒有吃正餐，沒有吃肉，沒有喝酒，也沒有梳頭。」（但以理書／達尼爾 10:3）

- 以斯帖（艾斯德爾）：「你去召集書珊城所有的猶太人，叫他們為我禁食禱告，三天三夜不吃不喝；我和我的宮女也要照樣做。然後，我就去見王；雖然這是違法的，我還是要去。要是我這樣做不免一死，我也情願。」（以斯帖記／艾斯德爾傳 4:16）

- 安娜（亞納）：「現在已經八十四歲。她沒有離開過聖殿，日夜敬拜上帝，禁食、禱告。」（路加福音 2:37）

- 耶穌：「耶穌從約旦河回來，充滿著聖靈。聖靈領他到曠野，在那裡四十天之久，受魔鬼試探。那些日子，他甚麼東西都沒有吃，日期一過，他餓了。」（路加福音 4:1-2）

- 保羅（保祿）：「他三天看不見甚麼；沒有吃，也沒有喝。」（使徒行傳／宗徒大事錄 9:9）「我又有工作上的勞碌困苦，常常徹夜不眠，忍受飢渴，缺乏食物，沒有住處，衣不蔽體。」（哥林多／格林多後書 11:27）

- 教會的領袖與長老:「當他們在敬拜主、禁食的時候,聖靈對他們說: 『你們要為我指派巴拿巴和掃羅,去做我呼召他們來擔任的工作。』」 (使徒行傳/宗徒大事錄 13:2)「兩人又為各教會按立長老,禱告和 禁食後,把他們交託給他們所信靠的主。」(使徒行傳 14:23)

　　隨著現今社會中壓力的增加,人們開始尋求與神建立更深刻、更有意義的關係。他們想獲得更深刻的力量,讓自己的家庭、工作、周遭環境都變得有所不同。他們想要活出一個充滿意義、能正面見證這個世界的生活。

## ▶ 禁食是什麼?有哪些種類?

　　越來越多來自不同教派的基督徒都注意到關於禁食的教導。不論他們進行的是團體禁食或是個人禁食,許多人重新將這個古老的聖經戒律納入他們一般的靈修方式之中。

　　一開始,我們先來談談禁食(也稱為齋戒)是什麼,以及不是什麼。首先,禁食一定跟食物相關。聖經中的禁食是指「因為靈性上的目的而限制食物」。希伯來文的禁食是 tsôwm,意思是「掩住嘴」;希臘文的禁食則是 nēstĕuō,意指「遠離食物」。每當聖經提到禁食時,都是伴隨著靈性的課題而來。所以,當我們在考量聖經方式的禁食時,一定是基於某種靈性目的而進行的食物限制。

　　依照這個定義來說,在某段時期內遠離電視或是電動遊戲,雖然可能是個好決定,但是那絕對不是一種禁食。在禁食期間,許多人選擇減少花在某些休閒娛樂或是嗜好上的時間,好將更多的時間投入於祈禱、冥想,或是研讀上帝的話語上。這是個很棒的想法,只是你要明白,放

棄某些特定的活動，並無法取代真正的禁食。

除了限制或是改變我們的飲食習慣之外，禁食一定和我們的靈性生活有關。少了那部分，那就不過是個飲食計畫罷了。要讓身心都獲得淨化與改善，一定要雙管齊下。為了健康而採用但以理禁食法，或許是很好的飲食改變。但是你要了解，如果少了靈修的部分，那麼你並不是在進行完整、真正的禁食。

想像你在高爾夫球場上待一整天，當你回到俱樂部時，有人可能會問你打得如何。你可能會這麼回答：「噢，我享受了高爾夫球一整天。」

但是當對方問到你的桿數時，你卻回答：「我今天其實沒有打球，我把球桿忘在車上了。但是正如我所說的，我享受了一整天的高爾夫。」真相是，你可能擁有了悠閒漫步和享受綠地的一天，但是你並沒有「打」高爾夫球。

禁食的真相也是一樣。你可以仔細地按照飲食計畫進行，並且體驗到許多很棒的健康改善，但是少了靈修的部分，就好像是把高爾夫球桿忘在車上一樣：你只是在**節食**，而不是在**禁食**。

有一點你可能會感到訝異，但是你一定要知道，你不是為了上帝而禁食。祂不會因為你禁食就認定你是個比較好的教徒，或是更有靈性的人。你在上帝面前的價值完全仰賴基督，是他讓你在至高無上的神面前變得有價值、值得接納。所以，如果你禁食是為了向上帝證明你有多棒的話，那就免了吧。

親愛的讀者，其實你是為了自己而禁食。這是一項由神所創造，可以幫助你鍛鍊你的靈性、學習控制你的肉體、更親近你的天父，並且專注於祈禱的最佳靈修工具。當你在禁食的時候，就是在進行一種特定的靈修行動，那像是在特定時間內進入一個泡泡裡，而那裡的所有情況都和原來的生活不同。你在禁食的時候可能會養成某些新的習慣，也可能

會在禁食結束後延續這些做法。關於禁食的體驗應該是暫時性的，因為那是一種有特定目標的強烈做法。我在禁食時，有時會覺得自己好像在進行密集的靈修課程。

在研讀聖經時，我們讀到人有三個部分，但以理禁食法完全呼應到這三個部分。我們讀到：「願那賜平安給我們的上帝使你們完全聖潔！願他保守你們的靈、魂、體，在我們的主耶穌基督再來的時候完整無缺！」（帖撒羅尼迦／得撒洛尼前書 5:23）還有：「上帝的話活潑有效，比雙刃的劍還要鋒利，連靈和魂，關節和骨髓，都能刺透。它能判斷人心中的慾望和意念。」（希伯來書 4:12）

有些神學家說我們是「靈」，我們擁有「魂」，活在「體」之中。我們將在第四章中，透過但以理禁食來檢視這個說法。

## 三種類型的禁食

聖經中提到三種類型的禁食：

### ● 絕對禁食

這是摩西在西奈山上四十晝夜時所採用的禁食法。聖經在〈出埃及記〉34 章 28 節中描述了這次禁食：「摩西在上主那裡停留四十晝夜，不吃不喝。他把這約的話，十條誡命，寫在兩塊石版上。」很少見到長時間的絕對禁食，有些人會在短期禁食中完全禁絕所有的食物和飲水（可能會選在白天的時候）。但是我並不建議長時間的絕對禁食，因為那可能會導致長期影響的健康問題。

### ● 一般禁食

這是只喝水的方式。這是以利亞（見列王記上 19: 8）和耶穌（見馬

太／瑪竇福音4：2）所採行的方式。雖然我們無法完全確定以利亞和耶穌在四十天內是不是完全沒有進食，但是聖經中的敘述顯示以利亞沒有吃東西，水的部分就沒有提到；而耶穌提到他很餓，但沒有說他渴。

● **部分禁食**

　　就是限制食用某些食物，這也是但以理和施洗者約翰（洗者若翰）所用的方式。大多數人都還記得施洗者約翰靠著蝗蟲和野蜂蜜存活的故事（我大概知道為什麼施洗者約翰的禁食法無法吸引現代基督徒了，因為想要吃蝗蟲的人應該不多！）。

　　在〈但以理書〉（達尼爾）中，這三種禁食法都經常出現。在9章3節中提到的是一般禁食：先知「禁食，穿上麻衣，坐在灰塵裡，面向主上帝懇切祈禱」。此外，還有另外兩段描述但以理進行了部分禁食，他避開某些食物，但不是完全不吃。

　　而在1章12節中，我們讀到但以理和他的同伴只吃蔬菜（或是由種子生出的植物），並且只喝水。然後在10章3節中，這位先知告訴我們：「我整整三個星期沒有吃正餐，沒有吃肉，沒有喝酒，也沒有梳頭。」這些都是部分禁食。總而言之，但以理禁食法是以先知的經驗作為典範的部分禁食。

## 明訂禁食和團體禁食

　　明訂禁食是在特定時間內的禁食。例如，四旬期就是全世界很多教會都遵守的明訂禁食時間。四旬期有開始和結束的日期（從復活節前四十天到復活節為止）。許多基督徒在四旬期禁食時，會採用但以理禁食法。

相同地，逾越節也是一個為了紀念猶太人逃脫埃及奴役的明訂禁食。這是一種部分禁食，而且總是在「尼散月」（希伯來曆的一月，大約落在三月至四月間）的十五號開始。根據〈出埃及記〉第 12 章的記述，逾越節是由神所設計、建立的，猶太人到今天都紀念這個日子。

現今，越來越多人以祈禱和禁食展開新的一年，全球各地也有許多教會號召信眾在此時展開團體禁食。根據我的部落格上的留言，最常見到的是二十一天的禁食，從元旦之後的第一個星期天開始。而且，從我的部落格每年一月的數萬造訪人次看來，很明顯地，那些參與團體禁食的人，採用的是但以理禁食法，因為這是一種部分禁食，比較適合他們的生活型態。

同樣地，在一年之中，教會和各種活動也會鼓勵他們的成員參加特定時間的團體禁食。再強調一次，如果禁食的時間會超過三或四天，顯然大多數人都會採用但以理禁食法來作為禁食的方式。

## 為了某個目的而禁食

因為禁食是為了靈性上的目的而限制食物，所以在你開始禁食之前，應該先弄清楚自己的目標。

如果是參與教會事工的團體禁食，那麼領導者就會決定禁食的目的。例如，喬治亞州的詹特森‧法蘭克林（Jentezen Franklin）牧師，多年來一直推動在每年一月禁食，藉此在新的一年中親近、追尋上帝。由盧安格（Lou Engle）所成立的「全民總召」（The Call），則是號召基督徒一起為美國各種議題進行團體祈禱與禁食的團體。他們每年多次召喚人們為特殊的議題進行祈禱與禁食，例如種族歧視、不道德性行為以及墮胎等等。如果你參加團體禁食，你要呼應禁食領導者所設定的特定議題，同時也為你自己個人生活中的課題祈禱。

對基督徒來說，禁食最常見的目的，就是為了要親近神。這是一種刻意「降低世界的噪音」、專心於你與神之間關係的方法。你可以針對一、兩個部分，例如祈禱或是聆聽神的聲音，作為禁食的目的，然後研讀你信賴的導師的著作，加以學習，並且實踐你的信仰。

一九九〇年代初期，一位同僚和我分享他的正面禁食經驗後，我進行了第一次的禁食。他給了我一本亞瑟‧華理斯（Arthur Wallis）所著的《神所揀選的禁食》（*God's Chosen Fast*）。讀完這本書後，我展開三天的禁食，只喝水而已。每當我在生命中面臨特殊需求時，我就會進行禁食。但是在二〇〇五年，禁食對我產生了更深刻的意義。那是我第一次以二十一天的但以理禁食展開新的一年。

從那之後，因為我已經明白了禁食的價值與收獲，我開始每年進行數次的禁食。而且，我總是以二十一天的但以理禁食展開新的一年。其實，早在我展開第一次禁食之前，我就開始祈求神為我指引人生方向、聆聽祂對新的一年的指示了。去年，我在元旦的半夜醒過來，因為我聽見神說：「這是你轉化的一年。」那一刻，我覺得希望的力量在我身上洶湧流過，彷彿充電一樣！祂在呼喚我，要我在祂的引導下，注意自己這一整年會有哪些劇烈的改變。

當我進入祈禱和禁食期間，我腦中不斷地想起這個訊息。在那段時間內，神讓我知道，在生命中我對太多事物的心態都過於安逸了，我需要更積極地去迎接、面對！這些可不是幾個禮拜就能完成的改變。神要我更上一層樓，這是我轉變的一年。這些改變跟我的健康狀態、家庭、財務和信仰相關。祂甚至讓我看見我只需要專注於這四個面向，投入它們所需的注意、研讀、時間和資源，重大的改變就會產生。

我建議你根據以下的步驟，來決定你的禁食目的：

1. 要求聖靈（聖神）向你顯現你的目的。當我們尋求祂的幫助時，祂是忠誠可靠的。我往往發現，祂能在一、兩天之內，就滿足我的要求。

2. 辨明你生命中對你造成壓力，或是你最關切的三大課題。問問自己，如果我能改變我生命中的三件事，那會是什麼？

3. 然後，將這些需求呈現在神的面前，祈求祂在你禁食的時候幫助你、指引你。

## ▶ 什麼是但以理禁食法？

但以理禁食法是一種部分禁食，也就是限制食用某些食物。這是一種基於聖經記載的禁食法，是根據先知但以理的經驗。值得注意的是，但以理禁食法已經成為最受歡迎的禁食法之一，因為它不像其他方式要連續數天什麼都不吃那麼困難。其實，但以理禁食的飲食計畫非常類似純蔬食（只吃植物性的食物，完全沒有動物性的產品），不過還要再嚴格一些。

但以理禁食法源自於猶太禁食原則，以及先知在〈但以理書〉第1章和第10章中的經驗。在1章12節中，但以理對守衛說：「請你讓我們吃蔬菜喝白水，試試看，十天後把我們跟那些吃王宮食物的年輕人比一比，然後照你的觀察做決定吧。」（在英文版聖經中，「蔬菜」一詞是指從種子生長出來的食物，包括了豆類和水果）此外，但以理也要求他們只飲用水。

這段文字奠定了但以理禁食法是一種以植物性食物為基礎的飲食計畫，唯一可以接受的飲料就是水。只能吃植物性的食物，不可以食用動物性的產品，這包括魚類、貝類、乳製品和蛋。

　　在10章3節中，我們看到但以理在悲痛的時候，也不吃肉、「美味」和酒。正是基於這些敘述，我們將甘味劑、糖果和甜點這些「美味」從但以理禁食法的食物清單中刪除，當然還有酒精，這包括在食譜內的調理用酒精。但以理禁食法排除的甘味劑包括糖、蜂蜜、龍舌蘭蜜、代糖、甘蔗汁和糖漿。

　　因為但以理是一個追尋神的人，我們可以假設他也遵守猶太人的禁食原則。在為逾越節作準備時，猶太人會將所有發酵的產品都從家中去除，也不會用在烹飪中。所以在但以理禁食期間，所有發酵的產品都要排除，包括酵母、發粉和小蘇打。

　　最後，但以理禁食法可以食用的食物都是天然的，這就排除了所有人造的化學製品、人工調味和色素、食品添加物以及保存劑，還有精緻的食物。我們也不使用刺激物和提神飲料，包括咖啡。

　　但以理禁食法可以食用和必須避免的食物清單，會列在第10章。

## ▶ 但以理禁食法的進行時間

　　你應該在什麼時候進行但以理禁食法並沒有絕對的時間規定，也沒有嚴格規定天數。許多人採用這種禁食法，有時只有短短的七天。但是為了要獲得禁食的最佳健康效益，我發現較長的天數比較好。看起來，大多數人似乎是採用二十一天的但以理禁食，一部分是因為先知在〈但以理書〉10章2節中進行的就是這個天數，也因為很多團體禁食要求的時間就是二十一天。我自己採取但以理禁食的最短天數是十天，最長則到五十天。

　　你禁食的天數可以由團體禁食的領導人決定，或是透過聖靈的指點。有一次我進行三個禮拜的禁食，但在我完成之後，隔天我卻感受到必須

繼續進行兩個禮拜的禁食。所以我建議你們，如果你對於要進行的天數不確定的話，可以聽從聖靈的引導。

## ▶ 準備好了嗎？

你在但以理禁食期間可以吃東西，而且效果絕對不會遜於絕對禁食。禁食的力量不在於食物，而在於你要設定一段時間，在這段時間內專注於神、祈禱和敬拜。換句話說，當你將自己奉獻給上帝、盡力操練自己專注於祂時，禁食的力量就發揮了。那才是你強化靈修經驗的方式。

千萬別誤會我的意思。但以理禁食中確實有犧牲和操練。儘管飲食計畫中包含了水果、蔬菜、全穀類、堅果和種子，看起來也許並不困難，但你一**定**會面臨掙扎！當你放棄所有的甘味劑、咖啡因（這對許多人而言可能是最困難的）、水以外的所有飲料、發酵過的麵包、化學物質和油炸物之後，癮頭就出現了。但是，透過拒絕這些身體所渴望的食物，你就體驗到了超越肉體的禁食經驗。

這段祈禱與禁食的時間，應該和你一般生活的日子有所不同。想想你是如何計畫一個即將來臨的假期的。那是你生活中一段特殊的時間，你在面對這個假期時，會確認一切都已安排妥當。當你在度假時，你會有個特定的目的，不管是為了休息、感受新經驗，或是與家人、朋友相處。你在度假時會進行不同的活動，以體驗這段特殊的時光。

同樣地，你的禁食也是一段和平常日子不同的特殊時光，所以你也要作好準備，就像你準備去度假一樣，你以同樣的心態進入禁食。你將會進行不同的活動，你也會有個特定的目的。

在過去這幾年內，我發現了各種禁食的好處，這些唯有透過真正的實行才能體會。我喜歡告訴大家：但以理禁食法是為了完整的你所設計

的，包括你的身體、你的心，以及你的靈性。

- 你的身體會因為健康的飲食而獲益。
- 你的心（你的感情、智能和感覺）會透過禁食的靈性操練而獲益。
- 你的靈性將會增長，對神和祂的道路的知識也會增加。

　　我們的大腦不見得能體會到禁食的力量，靈性上的禁食需要靈性的感應。展開一段但以理禁食，就等於開啟了一場讓你更親近上帝的經驗，祂想要和你建立更深刻、更持久的關係。你準備好跨越這道門檻了嗎？你準備好要加入成千上萬想活得更靈性、更滿足、更深刻的人了嗎？你打算要與全能的神相遇了嗎？

　　如果是的話，那麼，現在就是你該深入了解但以理禁食法的時候了。

———————•———————

# CHAPTER 3

# 但以理禁食法的由來

## Daniel Determined to Live for God in Enemy Territory

但以理禁食法的原型人物,是兩千七百年前的著名先知但以理(達尼爾)。雖然他被人們視為古代的先知,但是他的生命在我們面對現今世界的挑戰時,仍然是絕佳的典範。

在接下來的一、兩天,你可以讀一讀聖經的〈但以理書〉(達尼爾)。閱讀這些章節用不了多少時間,而且你在閱讀的過程中,很快就會注意到那些將信心放在神身上的人,和那些選擇世俗的神祇和偶像的人之間有什麼差異。你可能也會發現但以理身處的時代和我們現今生活世界的雷同之處。

但以理在耶路撒冷成長,很可能出身於上流家庭或是猶太士族。他

可能深知猶太人的傳統與習俗，包括了宗教方面的操練。在聖經中，我們經常會見到「律法所規定的事」，這些都是信徒們（包括但以理）所遵守的一般宗教規範。

希伯來人（即猶太人的祖先）小心謹慎地遵守這些習俗，這些習俗也影響到他們的生活，並且發展出他們的信仰和對神的承諾。重要的是，這些珍貴的習俗並沒有因為耶穌帶來新的信約而終止。事實上，耶穌和他的家人也遵守這些律法。當耶穌出生八天之後，他的雙親就依循傳統，帶他去聖殿進行猶太的割禮，並且宣告他們為他取的名字。

你可以看到，習俗和律法是如何地深深刻印在聖經時代猶太人的日常生活中。這包括在〈但以理書〉中敘述很多次的每日祈禱。這些祈禱幫助但以理靠近上帝，儘管他被敵人囚禁。

猶太人每天有三種不同的祈禱儀式：一種是「晨間儀式」（Shacharit），源自於希伯來文的 shachar，亦即「晨光」；一種是「午後儀式」（Mincha），是根據在耶路撒冷聖殿中伴隨著獻祭的麵粉而定名；還有一種則是「晚間儀式」（Arbith，也稱為 Arvit 或是 Ma'ariv），就是「日落」之意。

根據記載了猶太律法的《塔木德法典》（Talmud），祈禱源自於聖經中的這個段落：「所以，你們要謹慎遵行我今天頒佈給你們的誡命。要愛上主——你們的上帝，一心一意事奉他。」（申命記 11:13）其中的「一心一意」指的就是祈禱。以下這些祈禱都是信眾大聲朗讀與遵循的：

- **但以理**遵行了這個習俗：「但以理聽到這詔令已經簽署了，就回家去。他的屋子頂上有一個房間，窗戶朝向耶路撒冷。但以理在開著的窗子前跪下，照他往常的習慣，每天三次向上帝獻上感謝和禱告。」（但以理書 6:10）

- **大衛王（達味）**遵行了這個習俗：「無論早晨、中午、晚上，我要向他悲歎申訴；他一定會垂聽。」（詩篇／聖詠集 55:17）
- **安娜（亞納）**遵行了這個習俗：「有一個女先知，名叫安娜，是亞設支族法內力的女兒。她已經很老了，曾結過婚，跟丈夫一起生活了七年，以後寡居，現在已經八十四歲。她沒有離開過聖殿，日夜敬拜上帝，禁食、禱告。」（路加福音 2:36-37）
- **上帝**在指示約書亞（若蘇厄）時，也提到了這個習俗：「你要常常誦念，日夜研讀這法律書，使你能夠遵守書上所寫的一切話。這樣，你就會成功，事事順利。」（約書亞記／若蘇厄書 1:8）

對上帝的選民而言，每日的祈禱不是一種選擇，而是一種誡命。孩子們就在這種猶太習俗下成長，並且理所當然地將祈禱視為日常生活中的一部分。每日的祈禱和閱讀聖經，讓上帝的話語時時在心頭。我們再度看到，耶穌也遵循了這世代傳下來的習俗：「耶穌來到拿撒勒——他長大的地方。在安息日，他照常到猶太會堂去。他站起來要念聖經。」（路加福音 4:16）

## ▶ 但以理開始禁食的理由

到了西元前第六世紀末期，巴比倫王尼布甲尼撒佔領的王國多到他需要更多有能力的人，來滿足治理帝國的需求。也就是在此時，他攻擊了耶路撒冷，並且掠奪了最符合他要求的優秀人才。

尼布甲尼撒王命令他的太監總管亞施比拿從以色列俘虜中選出一些王室和貴族的青年。這些青年必須是沒有殘疾、英俊、聰明、學識豐富、

才智過人的，才有資格在宮廷服務。亞施比拿要教他們學習巴比倫的語言文字。

──但以理書 1:3-4

尼布甲尼撒不知道的是，他儘管能將年輕人從耶路撒冷帶走，卻無法將他們帶離早已經在他們心中生根的上帝話語。

這個例子中有兩個可貴的教訓。第一個是記錄在〈箴言〉22 章 6 節中，上帝對父母親的指示：「教導兒童走正路，他自幼到老終生不忘。」第二個就是每日三次祈禱這件事的價值。每天三次，但以理都在自己心中種下上帝話語的種子。他時時不敢忘記上帝的誡命。他並不憑藉自己的想法，也不因俘虜者的做法而動搖。相反地，上帝的真理給予他方向和信心。

我衷心為你祈禱，期望在這段祈禱和禁食的期間，你能讓每日祈禱成為習慣，一如大衛、但以理、約書亞、安娜，以及其他對神有著深刻而不變之信心的人所做的那樣。他們就是很好的生活典範，我們可以選擇追隨他們的作為。

但以理對神的承諾從來不曾動搖。他知道自己是誰，他不打算讓他的俘虜者腐化他。當但以理和他的同伴首次被帶進尼布甲尼撒的王宮時，國王下令要這些奴隸食用最好的食物。他對這些俘虜有著偉大的計畫，他需要他們強壯、有良好體魄，並且得到良好的照顧。這些貴族青年俘虜要吃的是跟國王一樣的食物！

但是，但以理基於某些理由，拒絕食用這些美食。首先，國王提供的肉和美酒都是祭祀過巴比倫神的；其次，猶太人對於肉品要如何處理，有著嚴格的規定。吃下國王提供的這些食物，意味著但以理必須跨越他拒絕跨越的界線。

但以理決心不沾王宮的食物和酒，免得自己在禮儀上不潔淨；於是他請求亞施比拿幫助他。

——但以理書 1:8

但以理決心要跟從上帝的律法。這不是一時興起的決定，而是他從幼年時期就已經為自己決定的道路。他是上帝的子民，因此他必須依從上帝的方式行事。

但以理想要避開的是什麼？他不想要玷汙自己的身體。這表示他已經將身體和靈魂獻給了上帝。他遵行律法，不想要做任何不符合上帝規範的行為。

於是但以理和太監總管協議了一個計畫，為自己贏得一些時間：「請你讓我們吃蔬菜喝白水，試試看，十天後把我們跟那些吃王宮食物的年輕人比一比，然後照你的觀察做決定吧。」（但以理書 1:12-13）

這項請求是但以理禁食的部分內容。我們在此見到但以理只吃從種子生長出來的食物，並且只喝水。有些聖經譯本說他只吃「蔬菜」，只喝水。根據備受推崇的解經家亨利・馬太（Matthew Henry）的看法，原本的經文是指來自種子而非動物性的食物。所以，即便翻譯成「蔬菜」，應該也要包含水果和其他來自土壤中種子的食物。

我們可以從後來的敘述得知實驗的結果。最後，但以理和他的同伴的健康狀態，遠優於那些沒有遵循上帝道路的人。再加上，當尼布甲尼撒見到這些年輕人時，他發現他們的智慧和知識遠超過他的領土之內的其他人。「上帝使這四個青年精通各種文獻和學問，又賜給但以理有解釋異象和夢的才能。」（但以理書 1:17）這些希伯來人這麼優秀，不是因為他們的地位或是身分，而是因為他們本身——他們是受到上帝道路所塑造的人。

PART **1** ● 基礎篇

## 但以理的信念與生命翻轉

在整部〈但以理書〉中，你會不斷見到這四個人是如何毫不畏懼地面對掙扎和挑戰。為什麼呢？因為他們對神有信心，而且他們過的是有戒律的生活，日日夜夜都用神的話語餵養自己的靈魂。

但以理和其他人的體魄和權力都有所增長。他們經常因為他們的忠貞、智慧和技能而受到肯定，並且因為他們地位的提升而引發了國王其他部下的忌妒。當但以理被提升到國王安排的領導中的首位時，有些人就開始想辦法要迫害他了。當國王想將但以理安排在幾乎等於首相的全國最高位置時，這些人更是感到憤恨不平。「但以理很快就表現出他比其他監督或省長更能勝任。由於但以理卓越的才幹，王想委派他治理整個帝國。」（但以理書 6:3）

儘管其他的監督和省長打定注意要扳倒但以理，他們卻找不出可以攻擊他的地方。於是他們設計了一個計畫，遊說國王簽署一項不可更改的三十天命令，禁止國王以外的任何人祈禱：「我們在陛下國中從政的監督、省長、副省長，和所有官員都同意由陛下頒佈一道禁令，無論甚麼人，在三十天內不得向任何神明祈禱，或向任何人求甚麼，只准向陛下祈求。誰違犯這禁令，誰就得被扔進獅子坑。」（但以理書 6:7）

還記得但以理每日祈禱的習慣嗎？還記得他決心要為上帝而活，並且遵循祂的誡命嗎？他可不會在這種（或其他任何一種）壓力下改變：

但以理聽到這詔令已經簽署了，就回家去。他的屋子頂上有一個房間，窗戶朝向耶路撒冷。但以理在開著的窗子前跪下，照他往常的習慣，每天三次向上帝獻上感謝和禱告。

——但以理書 6:10

但以理依循著習俗，每日大聲地祈禱。在這段文字中就可以看到，但以理的祈禱聲會傳到窗外。在舊約聖經的時代，大聲地朗誦經文祈禱是猶太人的習俗。

如果你從來不曾如此做過，我鼓勵你每天大聲地朗讀聖經，一如古時候的猶太人。你很快就會發現你的靈魂充滿信心與感動，因為你將神的話語對著周遭環境訴說，並且深入你的內心。

對但以理而言，大聲誦讀產生了這個必然的後果：他被捕了。儘管國王很重視但以理，也仍舊無法違背自己的法律。於是但以理注定要被送入獅子坑中。但是，此時我們再度看到，神的話語深深地在但以理的靈魂中扎根。他對上帝有信心，相信祂的承諾必然會實現。

但以理面臨的危機，讓國王感到極度不安。在但以理被扔入獅子坑之後，他回到皇宮中，擔心到無法入眠。第二天一大早，他就衝到獅子坑去看但以理是否還安在。但以理的回應是我們最好的典範：

但以理回答：「陛下萬歲！上帝差派天使來封住獅子的口，使牠們不能傷害我。上帝這樣做，因為他知道我無辜，我沒有做任何冒犯陛下的事。」王非常高興，命令侍從把但以理救出來。於是他們把但以理拉出坑來，看見他一點傷都沒有，因為他信靠上帝。

——但以理書 6:21-23

你看清楚最後一句了嗎？「因為他信靠上帝。」那就是我們可以擁有的信念！強烈到沒有什麼可以傷害我們的信念！但是問題就在於，我們是否願意做但以理所做的事而擁有但以理所擁有的？我們願意全心全意地接受上帝嗎？我們是否願意每天大聲朗誦聖經三次？我們是否真的願意讓神成為生命中的第一優先？有很多時候，我們不明白為什麼我們

的祈求沒有得到回應，或者為什麼生命中有那麼多的壓力與不安。但以理從來不需要對抗這些問題，因為他總是充滿著上帝的真理。

我想重要的是，神不曾阻止但以理進入獅子坑，就好像祂不曾阻止但以理的夥伴被扔入烈焰中（見但以理書第 3 章）。相反地，神是在他們的劫難中與他們相見，然後解救了他們。從這個敘述中，我們就明白但以理之所以逢凶化吉，原因就在於「他信靠上帝」。

親愛的讀者，這正是我們每一個人所面對的挑戰與邀約。但以理並沒有在發現自己要被扔入獅子坑的時候，才連忙吞下神的話語。他也沒有在獅子坑內哀求神拯救他。沒有。但以理在他的敵人開始謀劃要如何對付他之前，就擁有了他所需要的信心。他已經全副配備好了——他無時無刻地穿著全副武裝：

> 最後，你們要倚靠主的大能力作堅強的人。你們要穿戴上帝所賜的全副軍裝，好使你們能站穩，來抵禦魔鬼的詭計。因為我們不是對抗有血有肉的人，而是對天界的邪靈，就是這黑暗世代的執政者、掌權者，和宇宙間邪惡的勢力作戰。因此，你們要以上帝所賜的武器裝備自己，好在險惡的日子裡能夠抵抗敵人的攻擊，戰鬥到底，始終守住陣地。
>
> ——以弗所（厄弗所）書 6:10-13

當我們願意做自己該做的事時，神也願意做祂該做的事。為了讓我們過一個圓滿、有意義的人生，祂已經給予了我們該有的一切。神從來不跟我們討論失敗，因為祂就是我們最大的勝利。耶穌說：「我把這件事告訴你們，是要使你們因跟我連結而有平安。在世上，你們有苦難；但是你們要勇敢，我已經勝過了世界！」（約翰／若望福音 16:33）

勝利的人生是因信心而來，而我們的信心是由神的話語所啟動。這

是一個無法打破的靈性原則。沒有任何法律可以保障如果我們一年之內把聖經從頭讀到尾,就會活出勝利的人生。但是,當神的話語滲入我們心中、當神向我們顯露祂的真理時,我們就會擁有勝利的人生。

但以理在巴比倫終老,除了這件事,他還有許多對神的信心遭受挑戰、神的力量透過他顯現的神奇經驗。他的生命並沒有因為神給他特權,而讓他受到特殊的保護或是尊榮。他反而是活出對神的愛,因而接獲了人能從神身上所得到的所有榮寵和殊榮。

我們和但以理、和其他希伯來人有著許多共同之處。我們也同樣置身於敵境,面對著這個世界的壓力。我們可以和但以理一樣,選擇遵循上帝道路的生活,而不僅是漫不經心地便宜行事。如果我們想要擁有但以理所擁有的,就必須願意付出他所付出的。但以理將自己的生命交託給神,他決心遵循神的道路,並且拒絕被巴比倫人的習俗與做法所玷汙。

但以理的信心讓他度過困境。他為神而活的生命,正是我們今天願意注意他的原因!當我們進入充滿力量的祈禱和禁食期間,他信心堅定的生命,正是值得我們推崇的最佳典範。

————•————

# CHAPTER 4

# 對身心靈的好處與意義

The Daniel Fast for Body, Soul, and Spirit

但以理禁食法同時顧到我們的三個部分——身、心、靈（以基督宗教的說法，是靈、魂、體），所以它能幫助我們更了解神創造我們的方式，以及如何使它維持在一個良好的狀況。

數年前，我發現一些人類非常強大的組成細節，這深深地改變了我的生命，也開啟了我對上帝話語和天國的理解。就好像突然為我點亮了燈，我看得更清楚了。我越了解人類三合一的組成，就越容易活出信仰的生活。

事情的開始，是我參加了教會在週日上午的成人查經班。當時，我們正在研讀〈希伯來書〉。我們的小組長史托克是位退休軍官，擁有數

個碩士學位，並且是個「季節性會計師」，意思是他只在報稅季節於當地的公司服務，協助人們報稅。

正如你想像的，史托克非常注重細節，思考很有組織。他對於上帝話語非常地狂熱，尤其擅長於領導我們小組逐字逐句地研讀〈希伯來書〉。每當他特意「停留」在某一段經文，而且從中擷取出有力真理的時候，我感到特別享受。而這樣的美妙情況，在我們讀到這段經文時就發生了：

上帝的話活潑有效，比雙刃的劍還要鋒利，連靈和魂，關節和骨髓，都能刺透。它能判斷人心中的慾望和意念。

——希伯來書 4:12

雖然我很熟悉這段經文，卻從來沒有花時間仔細解讀它，或是深入了解其中的深刻意義。這次正是我的機會。

幾天後，在我努力理解這段經文的過程中，我拿出了心愛的黃色筆記本，將自己的名字端正地寫在上面，然後，我在下面畫了三個火柴棒一樣的人，分別代表著我的每一個部分。

哪三個部分？你可能聽過這個說法：「你屬靈，你擁有魂，你住在身體內。」在〈帖撒羅尼迦前書〉（得撒落尼前書）5 章 23 節中，也提到了我們這個三合一的組成：「願那賜平安給我們的上帝使你們完全聖潔！願他保守你們的靈、魂、體，在我們的主耶穌基督再來的時候完整無缺！」

**什麼是靈、魂、體？** 簡單來說，「靈」是靈性，「魂」是指心智，「體」則是指身體，也就是身、心、靈三個層面。

在聖經中，提到「魂」（心智）時，往往也會提到「肉體」（又譯為「本性」），我發現自己忝為基督徒幾十年，但是我的「肉體」往往主宰著我的「魂」，而不是「魂」主宰著「肉體」！聖經說，這就是活在「肉體」之中。看看下列的經文：

- 保羅（保祿）說：「弟兄姊妹們，老實說，我一向對你們說話，不能把你們當作是屬聖靈的，而是把你們當作屬世的，是基督信仰上的嬰兒。我只能用奶餵你們，不能用飯，因為你們還不會吃飯。就是現在，你們也還不會吃飯，因為你們仍然照著人的標準生活。你們當中有嫉妒，有紛爭；難道這不是證明你們是屬世的，是依照人的標準生活的嗎？」（哥林多／格林多前書 3:1-3）
- 意向於本性（肉體）就是死；意向於聖靈就有生命和平安。（羅馬書 8:6）
- 我們作戰的武器不是屬世的，而是上帝大能的武器，能夠摧毀堅固的堡壘。（哥林多後書 10:4）
- 你們已經跟基督一起復活，你們必須追求天上的事；在那裡，基督坐在上帝右邊的寶座上。（歌羅西／哥羅森書 3:1）

這正是上帝對我揭示真理的時刻。看著這些火柴棒人形，我前所未有地明白自己靈與肉的分離。於是，我決定要「順從聖靈（聖神）的引導」，而不是被我的肉體本性所主宰。

因此，當我感到驕傲、厭惡或是心中浮起其他「肉體」情緒時，我可以迅速地看出那是我的「魂」在「失控、發飆」，於是我就能自我控制，然後選擇「順從聖靈的引導」。

其他屬靈（靈性的）和屬世（肉體的）的態度如下：

| 屬靈的態度 | 屬世的態度 |
|---|---|
| 愛 | 驕傲 |
| 原諒 | 厭惡、苦澀、仇恨 |
| 信心 | 恐懼 |
| 無私 | 自私、自以為是 |
| 謙卑 | 傲慢、忌妒 |
| 自我控制 | 被慾望控制 |

這只是部分的清單，但是我想你明白我的意思。基督召喚我們要順從聖靈而不是肉體。我們要把肉體——所有一切屬世的思想和情緒——釘在十字架上，然後讓聖靈引導我們。

那就是但以理（達尼爾）和他的夥伴們生活的方式。他們完全信服於神，讓自己的心智、感情和語言全都充滿了神和神的道路。當尼布甲尼撒威脅要把但以理的三位夥伴投入烈火中時，他們的信心非常堅定，一點都不畏縮，並且回答道：「陛下，我們不願意為自己辯護。如果我們所敬拜的上帝能救我們脫離烈火熊熊的窯和你的手，他一定會救我們。陛下啊，即使他不救我們，你要知道，我們也絕不拜你的神明，不向你立的金像下拜。」（但以理書／達尼爾 3:16-18）

這可不是建立在星期天早上的教會敬拜和飯前祈禱的信心。這是一種每天用神的話語和真理來填滿心靈、深深扎根的信心。

如果你想要過著聖靈引導的生活，如果你想要更深入地探索自己以及上帝創造你的方式，那麼但以理禁食就能幫助你。但是，首先我們要更深入一點！讓我們更深入地了解，從頭開始。

## ▓ 組成我們的靈、魂、體

當上帝創造亞當和夏娃（厄娃）時，他們是完全整合的存有。上帝把兩人安置在伊甸園裡，叫他們看守園子。他們和上帝並行、對話，聖靈活在他們之中。生命多麼美好！

我們都記得上帝對男人的指示：「園子裡任何果樹的果子你都可以吃，只有那棵能使人辨別善惡的樹所結的果子你絕對不可吃；你吃了，當天一定死亡。」（創世記 2:15-17）

那時，亞當、夏娃和上帝非常地親密。聖經說祂在黃昏時與他們一起漫步。他們擁有生活中所需的一切，而且一切真的都很好！

但是，我們也記得亞當和夏娃不聽上帝指示的結果。他們被神的敵人所欺騙，吃下了果子。後果就是他們死了，但不是肉體上的死亡，因為亞當一直活到 930 歲，而夏娃是好幾個孩子的媽。雖然他們的肉體沒有死，他們的靈卻死了。他們不再與上帝同調。因為他們的抗命，敵人的天性反而出現在他們的靈魂中，他們的罪透過子子孫孫，世世代代地傳了下來，甚至傳到你我的身上。〈羅馬書〉2 章 12 節說：「罪從一個人進入世界，因著罪，死接踵而來；於是死亡臨到了全人類，因為人人都犯罪。」

由於他們選擇違背上帝，結果就是，他們原本可以自由食用的生命之樹的果實，從此再也吃不到了。他們無法進入伊甸園中，不再能參與天國以及上帝為他們準備的一切。上帝讓亞當主宰地上萬物，可是亞當卻聽從撒旦，讓撒旦成了「這世界的神」。從此以後，亞當就被切割在曾經與上帝共有的完美生命之外了。

再看看組成我們的三個部分：靈、魂、體。亞當的「靈」（靈性）原本是活的，但是因為他的罪而死了。仍舊存在於亞當之內的是他有著

智力、感覺和情緒的「魂」（也就是心智）。現在，這都和上帝分隔了。靈性和信心死了，屬世的理性取代了它的位置。我們可以稱這種理性為「常識」或是「過著道德的生活」。但是沒有上帝的智慧帶領，生命仍舊不能完整。〈箴言〉14 章 12 節是這麼說的：「有些道路看來正直，卻是導向死亡之途。」

那種與神的隔絕以及繼承自亞當的罪仍舊存在。導致每個生命誕生時，都有活生生的「體」和「魂」，卻有著死去的「靈」。所以，當我們來到世上時，不但沒有與活生生的「靈」一起出生，反而是和與神隔絕的「魂」、罪惡的本性一同誕生。

神對這樣的分隔感到悲傷，所以他不斷地派遣先知去教導人們要追隨祂的道路，這樣子才能擁有美好的生命。

現在，讓我們快轉到亞當和夏娃被逐出伊甸園後，約四千年後的伯利恆（白冷）。想像一下，天使在看守著羊群的牧羊人面前顯現，告訴他們可以在馬槽中找到一個嬰兒。然後，四周突然響起眾多天軍讚美神的聲音，因為神與人類和解的救世主降臨了！現在，我們的「靈」終於有了重生的機會。

上帝那麼愛世人，甚至賜下他的獨子，要使所有信他的人不致滅亡，反得永恆的生命。因為上帝差遣他的兒子到世上來，不是要定世人的罪，而是要藉著他來拯救世人。

——約翰（若望）福音 3:16-17

因為耶穌，我們獲得了救贖，也因此能和神再度合而為一，天國再度為我們開啟！這樣的好消息，當然值得大大的慶祝和讚美。

那麼，關於救贖的這一切又是怎麼完成的呢？在聖經中，耶穌是這

樣說明的：

　　有一個法利賽人，名叫尼哥德慕，是猶太人的領袖。他在晚上來見耶穌，說：「老師，我們知道你是從上帝那裡來的教師。你所行的神蹟，要不是有上帝同在，沒有人能行。」

　　耶穌回答：「我鄭重地告訴你，人若不重生，就不能看見上帝國的實現。」

　　尼哥德慕問：「一個已經老了的人怎麼能重生呢？他能重進母胎再生下來嗎？」

　　耶穌回答：「我鄭重地告訴你，人若不是從水和聖靈生的，就不能成為上帝國的子民。人的肉身是父母生的，他的靈性是聖靈生的。不要因為我說『你們必須重生』而驚奇。風隨意吹動，你聽見它的聲音，卻不知道它從哪裡來，往哪裡去。凡從聖靈生的，也都是這樣。」

——約翰福音 3:1-8

　　如果你研讀神的言語，就會發現，唯一可以讓我們的「靈」獲得救贖、再度與神交流的方式，唯有透過耶穌基督。

　　你或許聽人家說過：「通往神的道路有很多。」這句話或許政治正確，卻並不是真理。耶穌說：「我就是道路、真理、生命；要不是藉著我，沒有人能到父親那裡去。」（約翰福音 14:6）這意思是，我們與神關係的和解，需要一次流血的犧牲。

　　我們的「靈」必須再生，而唯一能讓這件事成真的方法就是透過耶穌。耶穌為我們犧牲了，這個代價是如此沉重，甚至連耶穌的人性都曾經抗拒過這件事。當他和門徒們吃完最後的晚餐，走到客西馬尼園（責革瑪尼園）祈禱時，聖經形容他「往前走幾步，俯伏在地上，祈求上帝說，

若是可以，不要使他經歷這個痛苦」（馬可／馬爾谷福音 14:35）。

然而，耶穌明白他所流的血是無價的。因為他知道唯一能讓我們的靈性重生的方式，就是透過他痛苦的犧牲和死亡，所以在求神免去這個痛苦之後，他又求說：「不要照我的意思，只要照你的旨意。」〈路加福音〉22 章 44 節也這樣描述：「在極度傷痛中，耶穌更懇切地禱告，他的汗珠像大滴的血滴落在地上。」

所以，當我們接受了耶穌的禮物時，我們就**重生**了。為什麼說是重生？因為儘管我們的靈在天地創造之始就已經存在，卻因為罪而死。現在我們的靈得以重生，都是因為耶穌寶血的恩典。我們在耶穌中重生，並且和神合而為一，正如〈約翰福音〉15 章 5-8 節所說：

我是葡萄樹；你們是枝子。那常跟我連結，而我也常跟他連結的，必定結很多果實；因為沒有我，你們就甚麼也不能做。那不跟我連結的人要被扔掉，像枯乾的枝子被扔掉，讓人撿去投在火裡焚燒。

如果你們常跟我連結，而我的話也常存在你們裡面，你們無論要甚麼，求，就會得著。我父親將因你們結很多果實而得到榮耀，而你們也因此成為我的門徒。

我們就是神的枝子，只要我們順服於祂，祂就能透過我們做工，讓我們結出美好的果實。而我們所結的美好果子，便是天父的榮耀。

我對此感到極度地興奮！你準備好要知道更多了嗎？來吧！

## ▶ 改變與新生活

想像一下施洗者約翰（洗者若翰）為耶穌施洗的情況。當耶穌從

水中立起，聖靈降臨，然後他便立刻進入他的第一場屬靈戰爭。耶穌在荒野中禁食四十天作為準備，緊接而來的就是撒旦的誘惑。後來，撒旦看到事情無法有任何進展，便離開了（可能是想等待更好的時機再度進攻）。不久後，耶穌回到加利利（加里肋亞），向大家宣揚他們可以擁有新生命。

　　雖然身為一個基督徒，我絕大多數的時間卻都錯失了耶穌所宣告的神奇真理。我不明白耶穌在說什麼。耶穌並非只是說：「大家要為自己的罪惡懺悔，說聲抱歉你就可以上天堂了。」雖然那顯然是我們該做的事之一，卻不是福音的全部。可惜的是，大多數人並沒有完全理解這個道理。

　　與其說耶穌是在宣告通往天國的車票，不如說他是在宣告一種新生活──一種從此時此刻就開始的永恆生命。他說的「懺悔」其實指的是「改變」。一直到今天，他都在告訴所有願意聽他訴說的人，新的生命已經降臨了。

　　數千年來，與神直接的接觸都被阻隔了，但是耶穌為我們開啟了道路。他幫助我們與天父和解，他也打開回到天國與生命樹的大門。「藉著基督，不管是猶太人或是外邦人，我們都能夠在同一位聖靈裡來到天父面前。這樣看來，你們外邦人不再是外人或陌生人；你們是上帝子民的同胞，是上帝一家的人。」（以弗所／厄弗所書 2:18-19）罪惡的鎖鏈被打斷了。我們得以擁有神奇的新世界──嶄新的思考方式、信仰和行為。一種新的生活方式唾手可得。

　　你明白了嗎？當我們在基督中重生的時候，一切都為我們改變了！在我們重生之前，我們是在俗世的系統和理解中成長。但是透過基督，一切都是新的，而透過他和上帝的話語，我們學習到通往天國的道路。

　　我希望你能明白上帝為我們所做的。祂是那樣地愛我們每一個人，

祂給了我們最珍貴的——祂的兒子。為什麼呢？是為了讓我們再度和祂完全地結合在一起，解救我們免於永生永世地沉淪在地獄——也就是與祂分離的狀態！

這世上的每一個人都可以得到永生。當我們吐出在這塵世的最後一口氣時，我們會進入另一個境界、另一個國度。在那裡，我們將得到永生。永生是長久、無盡的時間，我們可以選擇要在哪個國度度過永恆的時間。透過耶穌，我們可以在充滿愛與完美的天國中永生，沒有欠缺、沒有缺憾，周圍只有善美環繞！或者，你也可以在黑暗之中度過永生，一個沒有上帝的美好、慈悲和自然的地方。

好消息是，你現在仍舊在呼吸，你可以現在就決定自己未來的住所。如果你從來沒有邀請基督進入你的心中，閱讀這幾頁文字的時候，你就可以這麼做了！這不過是簡單的幾句話：「耶穌，我很抱歉這些年來都迴避你。今天我要選擇神希望我擁有的永恆生命。請原諒我過去所有的錯。我邀請你進入我的心，並且祈求你成為我的主和救贖。」

就這樣！如果你真心誠意地這麼祈禱，你的「靈」就會活起來，而你將擁有新的生命。一切都是嶄新的，耶穌剛剛就進入你的心中了。你可能不會覺得有什麼差別，但是相信我，你已經大大地改變了！

哇！我高興地想要跳起舞來了。現在讓我們更仔細地看看組成我們的三個部分，那些讓我們之所以是我們的部分：靈、魂、體。

## ▶ 第一個部分：魂（心智）

「魂」在聖經中有許多不同的稱呼，其中包括肉體、血氣的人和舊人。魂是你的意識、情緒、性格、智能和意志之所在。魂有價值嗎？喔，當然！上帝愛每一個被創造出來的魂。祂還派遣祂的兒子來拯救我們的

魂，幫助我們進入祂從一開始就為我們安排好的計畫中。

在耶穌誕生之前，人們靠著檢點自己的行為來靠近神。但是歷史告訴我們，他們靠自己做得不太好。事實上，在神降下大洪水之前，人類敗壞到完全看不出有什麼未來可言。

在諾亞（諾厄）方舟的故事之後，諾亞和他的子孫重新在大地上滋生繁榮。儘管新的住民和新的時代重新開啟了，他們仍舊沒有上帝的聖靈居住其中。那他們的心智怎麼知道什麼是對、什麼是錯？是透過後來神頒給摩西（梅瑟）的律法，讓人們知道是非、對錯，以及該做、不該做的事。

然而，有了律法，人心還是有許多空隙，讓罪趁虛而入。事實上，我們的心智（魂）無法察覺到真理的存在。因為：

> 那沒有上帝的靈的人不能夠領受上帝的靈所給的恩賜。這樣的人不能明白這些事，認為這是荒唐的，因為這些事的價值必須用屬靈的眼光才能領悟。
>
> ——哥林多前書 2:14

也就是說，直到「靈」復活之前，血氣的人（還未重生的人）是不能察覺或理解關於上帝的事的。對他們而言，這些東西都很愚蠢。但是，一個重生的基督徒就可以完全地理解，因為我們在〈羅馬書〉12 章 2 節中學到：「不要被這世界同化，要讓上帝改造你們，更新你們的心思意念，好明察甚麼是他的旨意，知道甚麼是良善、完全，可蒙悅納的。」

所以，你的「魂」是可以轉變的！它可以轉變到你更新心智、改變態度，並且符合上帝話語的程度。這種心靈上的轉變就是在基督中成熟，是一種持續進行的過程。但是，這樣的轉變不會自動發生。想要更新你

的心智，需要你發自內心、自願的向神順服。

但以理就是如此。他每天都活在對神的順服之中。這可不是速成的信仰，而是浸淫在持續祈禱與敬拜中的無比信心。

但以理的生活方式就是以上帝為中心。他讓聖靈引導自己，他打倒了驕傲，發展出堅強的信念，讓巴比倫的每一個人都看得見，然後為上帝所用。

## ▶ 第二個部分：靈（靈性）

「靈」是我們最內在的部分。這是基督所在、以上帝為核心的本質。要記住，靈和我們的身體（肉身）不同。耶穌在〈約翰福音〉3 章 6 節中談到這兩個部分：「人的肉身是父母生的，他的靈性是聖靈生的。」你的母親並沒以提供你的靈的卵子，你的父親也沒有提供你的靈的精子。只有上帝能生出你的靈，正如聖經所告訴我們的：

> 你們已經重生，不是從那會朽壞的種子生的，而是從那不朽壞的種子—就是上帝活潑永恆的道所生的。
>
> ——彼得（伯多祿）前書 1:23

當我們透過上帝的話語、接受基督的「種子」時，我們的「靈」就從聖靈中重生了！再說一遍，你是靈、擁有魂、活在肉體之內。這三部分的你都活著，並且經歷著現世的生命。但是，哪一部分在主控？我們的肉身並沒有獨立的心智，所以我們必須要檢視，操控一切的到底是「靈」還是「魂」。

我們都有過那種經驗：明知道應該怎麼做，卻又不照著該做的去做，

而選擇另一種方式。就連門徒們都有這種情況。聽聽耶穌提醒他的門徒的話：「你們不能跟我一起警醒一個鐘頭嗎？要警醒禱告，免得陷入誘惑。你們心靈固然願意，肉體卻是軟弱的。」（馬太／瑪竇福音 26:40-41）

門徒保羅也在這個問題上面對了自我的掙扎：「我竟不明白我所做的；因為我所願意的，我偏不去做；我所恨惡的，我反而去做。」（羅馬書 7:15）為什麼人的靈性部分會這樣子？再一次，聖經提出了解釋：「因為本性的慾望跟聖靈互相敵對，彼此對立，使你們不能做自己所願意做的。」（加拉太書 5:17）

「魂」是我們的感覺之所在。感覺在跟隨上是好的，在領導上卻不好。你可以想像讓你的感覺引導你的生活嗎？「噢，我今天不想去上班，那就不去好了。」或是「穿新衣服讓我感覺棒透了！雖然我沒半毛錢，但是我還是要去血拚！」或者是「那個傢伙傷害我的感情，我再也不要跟他說話了！」

這就是感情的問題所在。所以，我們要學習在聖靈中行走，讓祂引導我們，讓我們的感情不是帶給我們不安、焦躁、負面情緒，而是帶來喜樂、笑聲，以及伴隨著遵照上帝計畫生活而來的平靜感。我們可以這麼做：

- 這樣，現在活著的不再是我自己，而是基督在我生命裡活著。（加拉太書 2:20）
- 你們的言行要順從聖靈的引導，不要滿足自己本性的慾望。（加拉太書 5:16）
- 如今，那些活在基督耶穌生命裡的人就不被定罪。（羅馬書 8:1）

　　過著聖靈引導的生活，可說是好處無比。另一件很棒的事，就是當我們追隨聖靈而行時，就能汲取上帝的力量和資源！如果我們活在肉體中，就無法來到上帝的寶座前；但是當我們與聖靈同行時，天國就為我們開啟。

　　現在，我們的靈已經重生，也和聖靈擁有神聖的連結了，這豈不是一件美事！所以，我們必須選擇到底是要讓聖靈掌控我們的存有，或是把韁繩交給肉體。我們可以選擇要如何過每天的生活，要和聖靈同行或是與肉體同行。我們可以選擇原諒，或是選擇心懷怨恨。我們可以說長道短，或是只說別人的好話。我們可以對店員兇巴巴、態度惡劣，或是展現我們的優雅與慈悲。我們可以用生命信賴神、在信心中行走，或是依附自己和世俗的系統。

　　我真的相信，很多基督徒的祈禱沒有得到回應，是因為他們仍舊過著與肉體而非與聖靈同行的日子。雖然他們已經得到救贖，而且靈也重生了，但是他們並沒有清醒地選擇與聖靈同行，讓自己與上帝直接接觸並獲得祂的力量。上帝是和我們的靈連結，而不是和我們的肉體。

　　再回想一下但以理的做法。就算面對極大的壓力和折磨，他仍然對上帝忠誠。什麼都無法讓他動搖，因為他信任上帝，而上帝從來也不曾讓他失望。上帝對但以理是信實的，上帝對你我也是信實的。

　　在但以理禁食期間，你將會不斷地面對一個選擇：到底是要將力量交給聖靈，或是讓你的肉體為所欲為？你將會面對無數的選擇。有時候，是關於你的身體的選擇：你今天要運動，還是多賴床三十分鐘？這個決定是你的靈還是肉體在掌控？有時候，會是關於你的態度的選擇：你在工作或是與家人相處時，是由聖靈引導嗎？有時候，是關於你要如何運用時間的選擇：你要把神放在首位來規畫這一天，還是要泡在網路上或一整天看連續劇？

這些選項可以裝備你的信心，那正是但以理禁食能成為你的生命存在訓練場的原因。在禁食期間，你必須讓聖靈掌控，強迫你的本性和身體順從聖靈的方式。聖靈會幫助你做出選擇，要怎麼吃、要吃多少。聖靈會引導你起床，以及晨間的活動。在這段期間，聖靈也會幫助你向神敞開自己，讓祂可以教導並照拂你。然後，你的靈性耳朵將會變得非常敏銳，讓你可以聽見上帝在對你的心說話。

我希望你為此感到很興奮！但以理禁食真的可以是一場改變生命的經歷。當你禁食時，專注於建立你的信心，並且讓聖靈教導、引導你，進入身為上帝兒女的你所該有的一切。

## ▶ 第三個部分：體（身體）

「體」很容易理解，因為你看得到！那就是你的「魂」與「靈」所居住的實體。有些人稱之為「塵世的軀殼」，但是，我們的身體其實也是我們存有的一個神奇的部分。在聖經中，大衛（達味）是這樣讚美神的：「我的五臟六腑是你所造；在母腹中你把我湊合起來。我頌讚你，因為你可敬可畏；你的作為奇妙非凡。我心裡深深領會。」（詩篇／聖詠集139:13-14）

在但以理禁食期間，你的身體會臣服在你的靈性之下。起初，當你改變餵養它的食物時，它可能會抗拒。會感受到最大抵抗的人，可能就是每天早上餵身體一杯咖啡的人！我現在就可以聽見我叛逆的身體在說：「什麼？你不打算給我每天早上慣有的提神物？等著瞧好了。先給你一些疲憊，再加一、兩次頭痛，甚至來個腿抽筋，讓你明白我對這種改變很不爽！我喜歡我的咖啡癮！」

好消息是你的身體很快就會感謝你這個改變，並且用旺盛的精力、

清楚的思路和活力來回饋你。這些都是很棒的報酬！

我不是健康專家，但我是上帝為我們創造的神奇住所的崇拜者。就如同祂所創造的其他一切，我對於人體的美、創意、神奇和功能都讚嘆不已！我也喜歡閱讀科學新發現，很多都證明了聖經跟我們說的沒錯。例如，學習專家卡洛琳‧麗芙博士（Dr. Caroline Leaf）在花了二十五年時間研究大腦與思考方式之後，這麼寫道：

> 思想是真實存在的東西：它在腦中有結構，並且佔據空間。思想的性質就和記憶一樣。
>
> 思想和記憶看起來呈樹狀，被稱為神經元或神經細胞。所有的一切都建有鏡像般的雙重記憶，這意味著左腦的記憶是根據細節而構成整體，而右腦的記憶是根據整體建構出細節。當你將這兩個觀點的想法放在一起時，就得到理性的理解。由於資訊是透過五感而來，你在大腦的某些結構中處理它，然後長出「樹狀」上的枝幹，將這些資訊儲存在長期記憶中。
>
> 事實上，當你在閱讀這段文字時，你正在「長出」思想，因為思想正是我們聽到、讀到、看到、感覺到與經驗到的結果。這表示不管你長出了什麼，那都是你的一部分，你在大腦中創造出你的態度的實體樹枝，並因而影響到你的決定。

在麗芙博士的著作《誰關掉我的大腦？》（*Who Switched Off My Brain*）中，她解釋為什麼良好的健康對聖經中說的「掠取每一個人的心思來歸順基督」（哥林多後書 10:5）很重要。當我們允許負面思想停留在我們的腦中時，它們真的會長成有毒的元素，對我們造成傷害。麗芙博士也解釋在我們的實體心臟中，真的有一個思考的機制。在快速運作

的思緒在處理中時，有不同的力量進入我們的心中，然後再回到腦中，成為決定策略過程的一部分。

我們的身體真的很神奇，它宣告著神的榮耀，這也是我們應該好好照顧它的原因之一。〈哥林多前書〉6章19節說：「你們不知道你們的身體就是聖靈的殿嗎？這聖靈住在你們裡面，是上帝所賜的。」

我們的身體是珍貴的器具，因為上帝就存在於我們裡面，要透過我們成就偉大而重要的事。我們必須處於良好的狀態——包括魂、靈和身體！我們是一個偉大家庭中的成員，每一個成員都是被需要的。我們不只屬於自己，也屬於這個家庭。所以當我們用不健康的生活方式來蹧蹋自己的身體時，就沒有盡到自己的責任。我們沒有善待自己、周遭的人，以及我們的神。祂要我們保持強壯、健康。

但以理禁食法是一個可以幫助你，讓你身體符合神對你的計畫的絕佳工具。你可以餵你的身體健康的分量、品質良好的食物，以及均衡的餐點。每天，透過攝取充分的濾淨水，你可以確保你的身體獲得充足的水分，放棄甜食和那些充斥著化學物質、會對身體造成傷害的飲料。透過步行和舒展，你可以確保身體得到充足的運動。給身體充足的睡眠和放鬆，以確保它獲得徹底的休息。或許，你能幫身體做的最重要的事，就是盡可能地信賴上帝，行走祂的道路來過著沒有壓力的生活。

但以理禁食法可以餵養我們的魂、強化我們的靈，並且更新我們的身體。這是根據一位偉大的先知所奠定的飲食模式。此外，有許多人都樂於分享見證，告訴我們當他們訂定一個專注於祈禱與禁食的時間後，所發生的神奇改變。

這就是你的機會。歡迎來到但以理禁食的世界，願它引領你進入與神的偉大關係中。

# PART TWO
## 進行篇

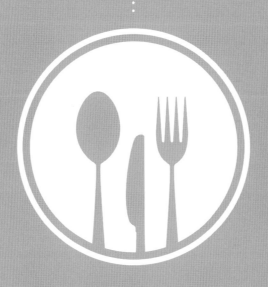

記住這五個步驟，享受但以理禁食法帶來的美妙成果。

————•————

# CHAPTER 5

# 第一個步驟：祈禱

Five Steps for a Successful Daniel Fast: Pray

能透過但以理禁食部落格和全世界成千上萬的人互動，是我的極大榮幸。對許多人而言，我引導他們進行首次的禁食經驗。對另外一些人來說，我分享了他們即將展開或正在進行的禁食的資訊。透過這些，我才能歸納出這五個步驟，讓每個人想要成功完成但以理禁食的人都能嘗到甜美的果實。

在這裡，我先簡單介紹這五個步驟的重點：

## 步驟一：祈禱

從一開始就把神納入你的禁食中。讓自己為祂敞開，並且告訴祂你

的打算。將禁食和自己都獻給祂。

如果你對於這種和神的互動與親密感並不熟悉，也沒有關係。祂了解的。但是你要堅持向前邁進，就算覺得很不自在也一樣。要記住，祂在你告訴祂之前就已明白你的需求了，如同〈詩篇〉（聖詠集）139 章1-6 節所寫的：

上主啊，你洞察我，你認識我。我的一舉一動你都知道；從遙遠地方你也曉得我的心思。我工作或休息，你都看見；你知道我的所作所為。我沒有開口，你已經知道我要說甚麼。你前後左右環繞著我；你用你的能力庇護我。你對我的認識高深莫測，不是我所能理解。

神很愛你，並且希望你在祂的面前能感到自在。有時候我們必須學習傾聽祂的聲音、感受祂的存在，而現在就是開始學習以及進入與祂共享的特別之處的時候了。

## 步驟二：計畫

花些時間和精神來計畫你的禁食。你這次禁食的目的是什麼？以你的情況而言，要從什時候開始？什麼時候結束？你可以做什麼來為這次禁食畫下句點？

檢視你的行事曆，並且把已經安排好的約會與活動考量進去。你需要更動這些行程嗎？在禁食過程中，需要特殊的安排嗎？你需要哪些研讀和靈修的素材？你需要購買或是網購嗎？此外，你也要考量到禁食期間的生活模式。你會早起，好空出一段時間祈禱、研讀和冥想嗎？

在但以理禁食期間，也是一段你需要計畫、準備餐點的時候。你會帶便當去上班嗎？你可以在禁食期間花幾天的時間烹飪，好節省準備餐

點的時間嗎？試著去想像你的生活，並且根據禁食去安排你的時間。

## 步驟三：準備

現在，你已經知道你禁食的時間、目的、需要的研讀材料，以及餐點準備的概念了。這是你真正開始要忙起來、要準備好一切的時候了。我希望你花點時間讀完本書，這樣子你在開始禁食之前，對於祈禱和禁食都很清楚了。

你也會需要讓你的身體準備好面對禁食。在禁食前十天，開始每天至少喝半加侖的白開水。逐漸減少咖啡因的攝取，並且減糖和減少含有化學物質的食物。採行這些重要的步驟，能幫助你避開在禁食頭一週可能會發生的不適。現在就是將自己的時間投資在良好、徹底準備的時候了。

## 步驟四：參與

這就是了！你在「參與」一場禁食。你可能會在禁食期間面對數個戰爭。你的肉體可能會和你對抗，因為你拒絕向慾望和飢餓低頭。你的身體可能會因為對糖和咖啡因的戒斷而感到疼痛。

在第一個禮拜，你可能會感到疲倦，但是更可能發生的情況是，你會感受到長久以來不曾感受到的舒服、精力提升、思路清晰、整體地感受到健康和安好。要記得喝足夠的水，每天至少半加侖。當肉體反抗時，讓你的靈性掌控，堅定自己的立場。

最重要的是，把你神奇又慈愛的天父放在你行事曆中的首位！如果你不習慣花時間與上帝相處，要求聖靈（聖神）引導、教導你。讓天父的慈愛進入你的心中，讓自己與祂更熟悉。學習去過一個由聖靈引導的生活，並且讓祂在你的生命中做工。祂迫切地想要展示對你的愛，迫切

地想要讓你握住祂的手，一如孩子將手放入信賴的父親手中。

### 步驟五：感謝與檢討

　　結束之後，感謝神賜給你這個美好的經驗，以及祂在這段期間給你的祝福和教導。花點時間檢討你這次的經驗，並且仔細感受你所學到的，以及任何你想要採行的永久改變。你很可能會養成一些正面、健康的習慣，儘管禁食已經結束，但是你仍然想要繼續下去。

　　如果你覺得這次「搞砸了」，考量下一次要怎麼做才能成功。檢討你的禁食計畫，記下那些對你來說行得通的部分，以及下回你想要改變的地方。

　　以上就是這五個步驟的重點提要。接下來，讓我們更仔細地分析這五個步驟。這一章，先從祈禱開始。

## ▶ 做一個「優質決定」吧！

　　禁食是為了要跟神更貼近，並且聽見祂對你的生命或是他人生命的指引。就從現在開始，向神祈禱並且祈求祂的祝福吧。敞開你的心，讓神可以展現祂希望你了解的真理。把自己和禁食都獻給祂，在你謙卑地來到祂的面前時，傾聽祂的聲音。這是你在準備禁食時，最重要的一個步驟。

　　數年前，我聽到一位靈修導師談到要做個「優質決定」，要每天研讀上帝的話語。「優質決定」這個詞攫取了我的注意力。到底什麼是「優質決定」？我暗自思索。之後我發現這對我幫助極大，我相信，在你進行但以理禁食時，這個心得可以幫助你，為你帶來很大的不同。

　　「優質決定」是一個堅定、特意，經過深思熟慮所做的決定。當你做出一個優質決定時，你會發揮所有的意志力去完成它。所謂的優質決定，就是當你下這個決定時，你會說：「上帝是我的引導，耶穌是我的力量，而聖靈是我的幫手，我一定會完成！我考慮過這項任務了。我衡量過它的影響了。我要完成這個承諾。」

　　所謂的優質決定，也是你試圖要盡自己全力來完成你應盡義務的一個決定。對我而言，優質決定就是向自己和上帝承諾我會盡力，我不會半途而廢，也不會在遭遇困難的時候就退縮。正如聖經說的：「你們要以上帝所賜的武器裝備自己，好在險惡的日子裡能夠抵抗敵人的攻擊，戰鬥到底，始終守住陣地。」（以弗所／厄弗所書6:13）下一個優質決定，意味著我完全承諾要堅守立場。

　　為什麼這很重要？因為你很可能會遇到你想要放棄，或是想要稍微退讓的時候。辛苦工作一整天後，回家的時候你可能又累又精神不濟，根本就不想要再吃豆子湯或是豆腐了。或者，你可能一個人待在家裡，獨自面對自己和想吃的慾望。如果你偷吃一片麵包或是一小口巧克力，有誰會知道呢？又或者，你可能會接到朋友的電話，邀請你去你最愛的燒烤餐廳共進午餐。「不過是一頓午餐而已，」你會這麼想，「我只要吃一小口牛排，然後晚餐的時候就恢復禁食。」

　　噢，還有那些鬧鐘在黎明前就響起，而你只想要窩在舒適的被窩裡面，不想要起床研讀上帝話語的時候。或者是當你最喜歡的節目就要播出，而你得馬上選擇看電視還是背誦應該牢記於心的經句的時候。這些掙扎都是禁食不可分割的一部分，但是如果你做出了優質決定，你就可以對抗並且贏得這些掙扎。

　　在面對誘惑和軟弱的時刻，優質決定會幫助你抓住你的決心，尋求聖靈的協助，發展出自我控制和耐心。這些都是強化我們的練習，而且

它提供的經驗非常可貴，因為在未來的人生中，我們要面對的不會只是一頓飯或是背誦經句的挑戰而已。

所以，做一個優質決定吧！你必須對自己做出堅定的承諾。要背棄一個堅定的承諾，至少需要相同的考量。當你更明白自己的行為時，你就真的可以在把權力下放給肉體時「監督」自己。例如，但以理禁食的一部分是要對「不吃麵包」這件事做出優質決定。但是有一天你可能正在購物，而當地的麵包特價正在呼喚著你！你的靈性有意願堅持，但是你的肉體很軟弱……於是，你加入了買麵包的行列。

你知道自己在做什麼，而這給你一個機會去重新思考自己的行為。誰會贏得這場戰爭？靈還是肉？

# CHAPTER 6

# 第二個步驟：計畫

Five Steps for a Successful Daniel Fast: Plan

你可能會覺得我這樣很奇怪，但是我常常自己和自己開會。我會在行事曆上標記出「和自己的會議」，然後真的一個月開好幾次會。當你在為禁食做準備時，我強烈建議你和自己開會。設定一些不會受到干擾的時間，然後檢視自己、和自己對話，並且再次檢查一些重要的事，例如你的目標、人際關係和生活。

我們都知道的是，很多人渾渾噩噩地按照習慣過生活。想想我們曾經說過多少次「噢，我沒想到」或「我沒想那麼多」。我們陷入一個充滿制式時間表和模式的生活，然後就隨波逐流。當我們回頭去看的時候，還在想時間跑到哪裡去了！

然而，我們是上帝巧妙而謹慎地創造出來的。我們擁有偉大的心志和強大的想像力。當它們臣服於上帝時，神奇的事情就會發生。我們可以有意識地生活，有著明確的意圖和目標。但是，我們必須多花點時間思考我們的人生，並且做出睿智的決定——最好一次一天。

〈雅各書〉（雅各伯書）1 章 5 節告訴我們：「如果你們當中有缺少智慧的，應該向上帝祈求，他會賜智慧給你們，因為他樂意豐豐富富地賜給每一個人。」

所以，召開一個和自己的會議吧。檢視一下你的生活狀態。這不是譴責或是悔恨的時候，而是一個重新看清自己的時候。但以理禁食就是進行這項自我研討的最佳時刻！從清理那些「我做不到」或「這實在太蠢了」的想法開始，然後對聖靈（聖神）和你最深刻的渴望敞開心胸。拿出你的筆記本或是平板電腦，然後回答下列問題：

● **在未來的十二個月內，你希望完成哪五件事？**

你的答案可能包括像是：每週全家一起用餐至少五次、學習一種新的嗜好、每週背一段經文、造訪想要去的地方、參加一個基督徒大會，或是在工作上為了升職而努力。

讓這些目標從心底浮現。如果你和大多數人一樣，那麼你的心中應該會有許多等待實現的夢想和渴望。

● **你希望養成哪三個習慣？**

你是否希望建立能讓你和神每天相會至少一小時的習慣？你是否想要一勞永逸地減少一些體重？你是否想要減少看電視的時間，增加閱讀的時數？你是否想要養成每天讚美另一半和孩子至少三次的習慣？再一次，探索你心中那些未實現的希望。

- **你有什麼需要神幫助你克服的恐懼嗎？**

你是否害怕退休的時候錢不夠用？你是否擔心別人對你有什麼意見？你是否擔心經濟狀況變差，你無法滿足自己的需求？

- **你的心中是否仍有怨恨？**

如果你的答案是否定的，那麼祝福你！我這麼說，是因為有太多人仍背負著沒有解決的傷痛和無法原諒的過錯。或許，當你在讀這些字句時，有些想法或是回憶就浮現了。

- **你生命中有「卡住」的地方嗎？**

你有仍待完成的計畫，或是必須面對的個人挑戰嗎？是否有段關係需要你的關注，或是你的「非完成不可」清單上還有一直縈繞不去的項目？列出一些「卡住」的項目，這樣子你才能有所回應。

思考一下自己的清單，然後挑選一、兩項作為但以理禁食期間祈禱、研讀和行動的重點。這將會是你禁食的目的。

幾年前，我決定要排除一些在心中滯留不去的心結。在過去，我試著原諒這個人好幾次，但是都不成功。我發現自己並不知道要如何原諒對我做出重大傷害的這個人！我需要幫助。所以我將但以理禁食的重點放在學習寬恕，以及寬恕這個人。我買了一本柯恩德（R.T.Kendall）牧師所著的《饒恕原理》（*Total Forgiveness*）。我每天晚上閱讀一章，然後在清晨，我與神獨處的寧靜時光中，我對祂訴說我所學到的，並且分享我的想法、傷痛，以及想要寬恕的想法。

聖靈引導我度過這個過程，並且教導我如何用寬恕的祈禱來取代傷痛的回憶。柯恩德牧師的書幫助我了解寬恕的真義，也引導我度過完全

原諒這個人的過程。每隔一陣子，悲傷的記憶還是會湧上心頭，但是現在的我已經配備了聖經說的「要掠奪每一個心思」的能力，也能善用正向的想法和簡短的祈禱來取代悲傷的記憶了。

神要我們檢視自己，來讓自己變成堅強又健康的人。祂知道我們做得到！祂也召喚我們進行這項自我檢討：「如果我們先省察自己，我們就不至於受審判。可是，我們受主的審判，是主在管教我們，使我們不至於跟世人同被定罪。」（哥林多／格林多前書 11:31-32）這裡的「管教」意味著「為了讓我們學習而教導」。當我們檢視自己的短處，慈愛的神會展示給我們看，我們只要將弱點變成優點就行了。如果我們花時間觀看自己的內在，就會在摔倒之前學到新的方法，讓我們能拾起破碎、龜裂的碎片。

當你在計畫禁食時，要記得安排持續與神會面的時間。對許多人而言，每天從寧靜的時光開始，似乎效果最佳。那時候被打斷或是延宕的機會比較少，同時也是一天最完美的基礎。但是，如果你的狀況並不允許安排在清晨時光的話，就選一個對你而言較適合的時間。關鍵在於持續不斷。以但以理（達尼爾）來說，他有許多責任，他是個忙碌的人，而且他還住在習俗、信仰都不同的異鄉。可是但以理仍舊維持猶太人早上、中午、晚上祈禱的習俗。

每日餵養你的心靈，讓神能與你互動，並且讓神的話語引導、指點你。所以，當你在計畫禁食時，要記得排入每天與神的一對一時光。

## ▥ 如何在禁食期間計畫祈禱、冥想和研讀

如果你已經擁有運作良好、與神維持關係的習慣，那麼好極了！這一節是要幫助那些仍舊在祈禱生活中掙扎、還沒有找到要如何面對他們

需求的人。如果這正是你的情況,請了解你並不孤單。我聽過成千上萬的男女在這個地方的掙扎。

有許多不同的方式可以進行查經、祈禱和冥想,而但以理禁食正是發展出良好習慣和靈性成長的機會。在計畫禁食的過程中,你要考量這段期間你到底要研讀什麼東西,以及如何研讀。我會分享一些我自己和一些人覺得很不錯的方式,但是請明白,這並不是一份絕對的清單。我鼓勵你嘗試一些模式,然後找到一個適合你的方式。

讓我先分享一個重要的關鍵:**持續不斷**。我可不是在說法律規定,或是如果你不是每天清晨六點就開始祈禱、如果你只讀了四章而非五章聖經的話,會發生什麼事。絕對不是。重點在於你進行的活動本身,而非你想要達成的結果。

所謂的戒律,是基於某種特定目的而持續進行的一種習慣。基督信仰採用了許多靈修戒律,包括祈禱、禁食、十一奉獻、讀經和事功等等。耶穌也有許多靈修戒律。在〈路加福音〉4 章 16 節中,我們讀到:「耶穌來到他長大的地方。在安息日,他照常到猶太會堂去。」這段經文中,「照常」這個字告訴我們,在安息日前往會堂是耶穌的習慣,也就是他的靈修戒律。在整本新約聖經中,我們都可以看到耶穌實踐許多持續的習慣,維持他與上帝的親近。

為了成功,我們也必須發展出能夠持續進行的靈修習慣。遵循耶穌的模式能夠幫助我們堅守信仰的界線,並且朝著成功邁進,幫助我們傾聽上帝的聲音,同時防止我們犯錯。為你的成功做好計畫,然後努力地前進、追隨神。相信我,你得到的報酬要遠比你想像的還要豐厚!

### 設定明確的時間和地點

首先,設定一個你和神一對一、中斷和干擾最少的明確時間。對

大多數人而言，這意味著清晨。我把我的牧師大衛・薩斯曼（David Saltzman）的做法稱為「起身與基督一起」。每天早上他醒來、刷牙，然後就和上帝共處。他每天起床的時間不同，有時候會睡得晚一點，但是當他起來後，他就做相同的事。他刷牙，然後在被其他事情分心之前，他花時間和上帝共處。當他偶爾無法按照這個慣例進行時，他說他覺得渾身不對勁，迫切地想要在第二天回到慣例中。

我的習慣也是在早上。當我沒有在禁食時，我採取的是「與耶穌喝咖啡」。我起床後，先煮一杯滾燙的咖啡（我這輩子大多住在西雅圖——星巴克的誕生地，在這裡，喝咖啡幾乎是一種文化義務），然後我回到溫暖的床上，放好枕頭，說：「主啊，早安。」那就是我和上帝的美好時光的開始。當我禁食時，我用一杯放了檸檬的熱水來取代咖啡。

在這段時間中，我通常會從告訴祂我有多愛祂開始，然後和祂分享我有多麼地感謝祂對我的愛與照顧。我不是用宗教辭令來說這些話。事實上，我經常為上帝對我的照顧感到驚訝與謙卑。所以，真心地感謝與讚美祂的善美、愛與供應，一點都不難。

接下來，我和上帝的時間就沒有常規了，因為我不是每天都做一樣的事。有時候我會讀聖經，然後停下來冥想某段讓我感動的經句或是章節。我可能會讀某本書籍或是雜誌，通常是與我正努力要建立信心的主題相關。有時候，我會問聖靈某些我不明白的特定問題，或是請求祂協助我面對我的軟弱或是正要面臨的挑戰。

我持續每天至少花一小時進行，雖然我經常發現在我準備好要展開一天的其他活動時，已經過了兩、三個小時了！沒錯，我的情況比較不同，因為我的孩子都已經成人，而且我在家工作。但是當我的孩子還小的時候，我仍舊每天早上和耶穌喝一杯咖啡。這是我多年的習慣。

所以，當你在計畫禁食時，我鼓勵你明確地訂出可以與上帝共處的

時間。不要去想你要培養能持續一生的習慣，而是去考量在這段禁食的期間，你能夠做什麼。為自己做好成功的準備！如果現在對你而言，一個小時根本就不可能，那麼就和自己開個會，考慮一下到底怎樣才行得通。或許可以從三十分鐘開始？如果早上不可能，或許晚上比較適合你和你的生活型態。關鍵是訂出明確的時間和地點，讓自己可以每天持續地與上帝共處。

## 選擇一種適合你的祈禱方法

研讀聖經的方法有許多種。在過去這些年中，我採行過許多不同的方法，我選擇的方式往往和當時我進行怎樣的靈修生活相關。之前已經談過我們要為禁食訂定目標，這個目標很可能就會引導你如何進入上帝的話語中。

通常，當我在禁食時，我會製作一個讀經計畫。例如，幾年前我想要學習如何更有效地祈禱。聖經說：「所以，我告訴你們，你們禱告，無論求甚麼，相信是得著了，就會得到你們所求的。」（馬可／馬爾谷福音 11:24）但是我的經驗並非如此。有很多時候，我祈禱了，但是我並沒有獲得我所祈求的。

我相信聖經說的沒錯，也知道上帝並沒有失誤。所以，我決定要在禁食期間專心於有效的祈禱。我買了幾本關於要如何祈禱的書，其中一本是練習指南，所以我搭配了一本筆記簿，讓我可以寫答案。我也整理了一份聖經中關於祈禱的清單。然後，在我禁食的第一天，我請求聖靈幫助我進行更有效的祈禱。

我每天從聖經中學習關於祈禱的事。我也學到我過去祈禱的一些錯誤，我開始培養新的習慣。當我研讀聖經時，我會試著去想像自己身處其中。我學到了不同種類的祈禱，以及如何讓祈禱搭配我的需求。我告

訴上帝我所學到的內容，並且用我新學到的知識和理解來祈禱。

這個研讀的過程，讓我對上帝有更嶄新、深入的了解，也更加深了我和祂之間的關係。這些晨間時光非常地豐富，充滿回饋，也將我的信心提升到全新的境界。

## 挖掘隱藏書中的金塊

我的朋友榮恩在閱讀聖經的時候，會試圖在每一章中尋找一個真理的金塊。當他讀完一章後，會花幾分鐘去思考他所讀的內容。當他在心中找到那個金塊時，他會思考要如何將它和這段經文連結在一起。這個簡單的方法，不但幫助榮恩信心成長，也有助於記住那些段落出現在聖經的哪個章節。

我最近在研讀〈羅馬書〉時，也採用了這種方法，發現幫助非常大。當我停下來去尋找每一章中的金塊時，我會同時祈禱，並且告訴上帝我所學到的內容。

## 清除心靈雜草

另外一種研讀聖經的方式，就是讓它當我們的老師。例如，花幾分鐘讀〈馬可福音〉（馬爾谷福音）4 章 1-20 節：

有一個撒種的出去撒種。他撒的時候，有些種子落在路旁，鳥兒飛來把它們吃掉了。有些落在淺土的石地上，種子很快就長苗，因為土壤不深，太陽一出來，就把幼苗曬焦了，又因為根不夠深，枯乾了。有些落在荊棘中，荊棘長起來，把幼苗擠住了，不能結出果實。有些種子落在好的土壤裏，長大成熟，結實纍纍，有的收成三十倍，有的六十倍，有的一百倍。

　　大聲地朗讀這段經文，想像自己就坐在海邊的草地上。試著去想像耶穌在教導關於撒種者和種子的比喻時，是直接在對你說話。敞開你的心去聽。

　　現在，想想你的心的狀態。當你聽到耶穌的道理時，你的心是四種情況中的哪一種？是否有需要拔除的雜草？是否需要進行耕耘？你的土壤是否需要一些照顧，好讓上帝的話語生根、成長和結成果實？

　　這只是你可以用聖經來改變生命的一種方法。聖經是一部強大、活生生的上帝話語，隨時準備好向我們揭示永恆的真理。

## 找出一個字的力量

　　我熱愛這種鑽研上帝話語的方式。再說一遍，這要配合你禁食的目的。想一個字，例如「信心」，然後用網路上很多方便的工具去找出同義字，並且找出包含那個字的經文。

　　我喜歡在自己的聖經中搜尋。閱讀我個人聖經中的字句，有一種能夠幫助我未來研讀的特殊力量。我有時候會標記或是在經文底下畫線。我喜歡在我的聖經中標注。我寫下我在研讀時受到感動的心得，並且標出是哪些經文。我有一個裝滿麥克筆和中性筆的塑膠盒，也有許多小型的自黏貼紙可以標記頁面。使用這些工具有助於我的研讀和記憶。

## 認識耶穌

　　這是我最喜歡的研讀聖經的方式，因為耶穌永遠地改變了我的生命！我是嬰兒潮的成員，成人初期受到六〇和七〇年代的影響，住在以獨立思考著稱的西雅圖。那時候我不是基督徒，和許多成長於那個年代的人一樣，我質疑現狀，並且拒絕基於傳統或文化而接受信仰。

　　一九七三年的一個早晨（那時候我二十出頭），我回應了敲門聲，

看到兩個揹著聖經和宗教印刷品的女子站在我的門前。她們自我介紹後，問我是否相信聖經。我說，我覺得那是一本很不錯的書，裡面的故事很不賴。然後她們問我是否相信耶穌是神子，我的反應是：「嗯，我想耶穌是個好人，也是個好老師。但是我並不真的認為他是神的兒子。」

她們的下一個問題讓我必須迅速地回應：「你想要知道更多關於耶穌的事嗎？我們很樂於和妳分享。」我不認為耶穌除了是個睿智的人之外有別的身分，但是我沒有做好要辯論的準備。我需要更多的時間。

「好吧，」我一時答不上來，但是又要顯示出我有自主權：「我現在沒時間。但是，也許妳們可以下個禮拜再來，那時再談一談？」她們同意了，然後就此告辭。在關上門時，我心想：「我會準備好面對妳們兩個。等著瞧吧！」

我必須盡快地了解耶穌，因為我對聖經的認識不多。我在一箱舊書中找到聖經，然後展開惡補。我每天晚上入睡前就讀一些聖經，好認識耶穌這個傢伙。我從〈馬太福音〉（瑪竇福音）開始，一直讀到我眼皮沉重、該睡覺的時候。我一連讀了好幾個晚上。

我不記得我是讀到哪裡，但我記得當我將聖經放下來，靠在胸口上時，我的靈魂突然受到感動，我盯著房間看，說：「我的天，這是真的！」就好像讚美詩〈奇異恩典〉（Amazing Grace）所描述的一樣，那是我的「初信之時」。上帝活生生的話語穿透了我的靈魂，在那一刻，真理永久地捉住了我。我的「靈」重生了，那天晚上我入睡的時候，是基督中的新人。

第二天，我去拜訪一位鄰居，這位女士已經好幾個月溫和地對我做見證、回答問題，表現出以基督為中心的女性應有的模樣。我告訴她發生在我身上的事，她邀請我在即將到來的星期天一起上教堂。我跟著去了，並且在幾個星期後公開地承認基督是我的救主。

我再也沒有見過那兩個啟動我去「認識耶穌」的女子。但是在那關鍵的一夜，我永遠地改變了。對此，我永遠懷抱感謝。

所以，閱讀聖經來了解耶穌，對我而言有特殊的意義。偶爾，我仍舊會以這種方式閱讀福音書。我會緩慢而仔細地閱讀一個篇章，然後在心裡想像當時的情況。我試著去想像耶穌，想像他說話時臉上的表情和他的情緒。我對當場的其他人也會進行相同的做法，不管是門徒、法利賽人或是其他的人。然後，我會讓自己置身其中，試著去聽耶穌說這些話，好讓那些話語進入我的心，在我的靈中作用。

有時候，我會停下來，和上帝談談我所學到的，或是詢問有些我不懂的地方。這是一種學習聖經、認識耶穌的有力方式。

## 選擇特定的經文研讀

聖經一共有六十六卷書，每一卷都充滿著上帝的真理、被信仰改變了生命的男女，以及如何活出基督精神的教導。我研讀聖經已經超過三十五年了，卻仍舊對其中的豐富真理感到驚奇。

我們擁有那麼多的研讀資料，可以幫助我們更了解耶穌、更愛耶穌，這實在是很有福氣的一件事。善用輔助讀物來深入研究某段經文，是個不錯的做法。首先，決定你想要研讀哪一段經文。你可以要求聖靈引導你選擇（如果你的靈性眼睛和耳朵是開啟的），通常在一、兩天之內，你就會接收到祂的指點。然後，你可以去書店或是網路上尋找一本導讀書，幫助你進行。

我覺得在但以理禁食期間，讀〈但以理書〉是很棒的選擇。我喜歡將重點放在先知和他夥伴的人格特質上面，以及他們是如何在長期囚於敵境和無神文化的情況下，仍舊活出他們的信仰。

你可能也覺得「每日箴言」的方式不錯。〈箴言〉一共有 31 章，

所以你一天搭配一章就好了！例如，如果今天是五號的話，就讀第五章，簡單又方便。你也可以將〈詩篇〉（聖詠集）加入你每個月的閱讀中，如果你喜歡每天讀五篇的話，將日期乘以五，就是你開始的那一個章節。例如，今天是五號，五成五是二十五，你就可以讀〈詩篇〉25-29 章。這是一種強大的方法，可以讓上帝的愛與真理餵養你的靈性。

## 尋找你的真正身分

很多基督徒其實並不了解自己是被神完全接納的「神的兒女」。在我成為基督徒的日子裡，有很長一段時間都錯失了自己的真正身分。在我知道自己是神的兒女、擁有與生俱來的權利之前，我過得像個可憐的孤兒，儘管天國早已完全在我手中。

但是，現在我的生活過得圓滿而豐富，因為我知道自己是基督的共同繼承人。那你呢？當你想到自己和耶穌是共同繼承人時，你的心是否會因喜悅而跳動？還是你會退縮，並且心想：「我知道聖經是這麼說的，但是我並不真的相信。」

我的兒子是領養的，為了合法，美國政府發了一張官方證明，承認他完全擁有我們家族成員的權利。相同地，聖經也是每一個因聖靈而重生的人的官方領養證書。因為基督，我們被領養了。我們就和基督一樣，可以用熟悉而充滿愛的語調對神高呼：「我的父親！」

我知道這有點讓人難以置信。我也還在習慣中！但是如果你能掌握到你透過基督所得到的真正身分，你的信心將會異常堅定。那不是驕傲的自信，而是一種「你是上帝珍貴的兒女」的不可動搖感。那是對神的信心，正如在獅子坑中的但以理所擁有的信心。

為了幫助你了解自己的真正身分，你可以在新約聖經中搜尋有出現下列字詞的經文：

- 在祂
- 透過祂
- 與祂
- 在基督中
- 透過基督
- 與基督同在
- 在耶穌
- 透過耶穌
- 與耶穌同在

　　找到這些字詞後，思考一下，儘管你被俗世所制約的心智可能會一直與你做對，你還是要嘗試告訴自己這些話語，我說的就是你！以下是你可能會找到的幾個例子：

- 從罪這方面來說，你們也要把自己當作死了，但是在基督耶穌的生命裡，你們是為上帝而活。（羅馬書 6:11）
- 上帝所賜白白的恩典，是讓我們在主基督耶穌的生命裡得到永恆的生命。（羅馬書 6:23）
- 如今，那些活在基督耶穌生命裡的人就不被定罪。（羅馬書 8:1）
- 在這一切事情上面，我們靠著愛我們的主已經獲得完全的勝利！（羅馬書 8:37）
- 甚麼都不能夠使我們跟上帝的愛隔絕。不管是死，是活；是現在，是將來……在整個被造的宇宙中，沒有任何事物能夠把我們跟上帝藉著我們的主基督耶穌所給我們的愛隔絕起來。（羅馬書 8:38-39）
- 如果我們忍耐到底，我們也會跟他一同掌權。如果我們不認他，他也

會不認我們。（提摩太／弟茂德後書 2:12）

要記住，你的禁食是一種靈修習慣。我們很容易就把重心放在飲食的改變，而忘記了祈禱和冥想。所以再說一遍，在計畫你的禁食時，要把「持續以上帝話語來餵養自己」這一點也規畫進去。如果你花時間這麼計畫，你一定會非常地滿意。記住耶穌說的：「人的生存不僅是靠食物，而是靠上帝所說的每一句話。」（馬太／瑪竇福音 4:4）

## 決定禁食期間吃與不吃的食物

正如之前已經說過，禁食一定是為了某種靈性上的目的而對食物設限。我們已經談過要為你的禁食訂下目的，但是現在，我要引導你將注意力放在你的身體上，因為禁食絕對少不了它的參與。

不管你現在對自己的身體是否滿意，你都是神仔細而神奇地創造出來的。祂為我們的身體設計出絕妙的系統，以維繫生命並且給我們所需的運作精力；祂也創造、生產食物來提供我們能量，給我們體內的器官食用、消化、運用營養。在但以理禁食期間，我們不吃加工食品，因為加工食品中的生命和精華都已經被剝奪了。我們要用神針對我們所設計的食物來餵養身體。

當你在計畫但以理禁食時，花點時間思考你要吃、喝些什麼。想想你的身體和它的狀態。這可能是你更新或重新培養健康習慣的良好時機。

### 疾病與肥胖是怎麼來的？

讓我們回想高中時的健康教育內容。這個資訊有助於你了解關於身體的重要事實，也會是你成功完成但以理禁食的工具。

　　當我們攝取食物時，我們的身體會分泌消化酶，將食物分解為更簡單的成分。然後這些元素會被消化道的細胞吸收，好進一步地進入血液中，再分布於全身各處，以滿足生命的需求。

　　每一次攝取食物時，我們不但攝取身體所需的良好營養素，也攝取了食物上面夾帶的添加物和毒素。上帝設計的神奇身體，讓這些對健康有礙的元素能夠透過消化道、肝、腎和其他器官濾除。這個過程也會排除各種非養分的要素，例如消化的副產品、消化不完全的食物分解後的細菌廢棄物、身體無法使用的過多營養素。身體要很努力地運作，才能排除這些不需要的東西。糟糕的是，當我們吃進充滿化學元素和毒素的東西、飲食過量或是食物未經充分咀嚼時，就是在加倍地消耗我們的消化系統。

　　我們都有消化系統工作過度的經驗。就是當我們的肚子脹氣，或是想著「我到底是吃了什麼東西」而感到痛苦的時候。我們的身體正在告訴我們，要好好地照顧它。

　　真正的情況是，在身體開始尖叫要我們注意之前，它可以承受相當多的凌虐。起先，可能是有些痠痛，或是感到有點疲倦。我們可能也會發現身體的復原速度變得比較慢。到最後，尖叫會持續，直到我們不得不聽。當體重計出現令人震驚的數字時，絕對是在告訴我們一些訊息。醫生就是身體的翻譯，他可能會說：「檢驗報告出來了，你得了糖尿病。」或者「你得了一種自體免疫疾病，造成你全身關節疼痛。」我希望這個警告永遠不要出自於緊急救護人員要復甦你的心跳時，口中大聲的呼叫：「所有人都離開！」

　　根據每年檢視美國病態肥胖趨勢和對策的「美國健康信託」（Trust for America's Health）統計，美國成年人的病態肥胖正以驚人的速率向上攀升。在二〇〇八年的《美國病態肥胖對策的失敗》（*F as in Fat:*

*How Obesity Policies are Failing in America*）中，該團體就記錄了二
○○七年全國三十七州的增肥速度。沒有一個州有減少。

　　病態肥胖除了對健康造成嚴重衝擊之外，「美國衛生與人群服務部」
（Department of Health and Human Services）的報告指出，病態肥胖與
超重的成人，每一年都讓美國政府花上 690 ～ 1170 億。目前食物價格
的上升，再加上經濟衰退，都讓人對病態肥胖感到嚴重憂心，因為許多
健康食物的價格對某些人而言，可能是高不可攀。事實上，營養學家現
在擔心美國人會增加「經濟衰退體重」，點出了將病態肥胖、不健康飲
食習慣與低收入連結在一起的研究。

　　有太多人沒有好好照顧自己的身體。根據「美國疾病管制中心」
（Centers for Disease Control and Prevention）統計，在過去的十年中，
新診斷出的成人糖尿病的成長率超過 90%。再加上其他的研究顯示，目
前大約有 8% 的美國人是糖尿病患者（大多數是與病態肥胖以及靜態生
活型態相關的第二型糖尿病）。此外在六十歲以上的人口中，四分之一
的人有糖尿病。世界衛生組織稱糖尿病為流行病，估計到二○三○年時，
全世界的糖尿病人口將會加倍，增加到 3.66 億人。

　　美國病態肥胖的氾濫，成為成人、兒童和青少年的健康問題。近來
調查顯示，有 33% 以上的美國成年男子與 35% 的成年女子是病態肥胖。
下一代似乎也正走上相同結果之路，16% 以上的孩童和青少年都傾向於
病態肥胖。病態肥胖的比率讓人擔憂，因為這顯示出美國的健康狀態。
病態肥胖提高許多疾病與健康的風險，包括了：


● 冠狀心臟病
● 第二類型糖尿病
● 癌症（子宮內膜、乳房和大腸）

- 高血壓
- 血脂異常（例如：高膽固醇或是高三酸甘油酯）
- 中風
- 肝膽疾病
- 呼吸中止症和呼吸道問題
- 骨質疏鬆症
- 婦科疾病（經期異常、不孕）

　　這些都是我們不照顧好身體時，可能會有的一些影響健康的元素和後果。這也正是我深信但以理禁食法會越來越受歡迎的原因。我們有機會進入一段祈禱與禁食的時間，並且將我們自己完全都獻給上帝。但以理禁食時期可以吃和不可以吃的界線，就是堅持攝取那些神設計來滋養我們身體、對我們有益的食物。

## 消化的過程

　　讓我們看看消化系統：從咀嚼食物的口腔開始，食物經由食道進入胃中，強壯的胃部肌肉將食物攪拌、磨壓，加上胃壁分泌的胃酸，幫助身體把食物分解成更小的狀態。除了分解食物之外，胃酸還幫助殺死仍舊殘留在食物中的細菌。

　　然後，分解後的食物進入成年人體內大約六公尺長的小腸。小腸的作用是更進一步地分解食物，並且吸收其中的維他命、礦物質、蛋白質、碳水化合物和脂肪。胰臟和腎臟在此時加入，分泌它們的消化液加入處理過程。胰液幫助身體消化脂肪和蛋白質。肝臟分泌膽汁，用來乳化脂肪並中和食物中的酸，讓血液吸收。膽囊是儲存多餘膽汁的地方。在儲藏期間，膽汁的效力會提升，所以當身體需要的時候，它的效率將更為

強大。

食物在小腸的停留時間很長，好讓營養素從器官內進入血液中。營養豐富的血液直接流入肝臟，過濾掉有害的物質和廢棄物。肝臟也控制輸送到身體各部位的養分，或是決定儲存起來。舉例來說，肝臟儲存某些維他命和某種身體用來當作能量的醣。所有在這個過程中沒有被消化的食物，都會進入大腸。

大腸之所以稱為大腸，就是因為它的直徑比較大，但是它比小腸要短很多，大約只有一公尺半。大腸小腸加起來，意味著我們吃下去的食物必須通過將近八公尺長的管道！當食物終於抵達消化過程中直腸的位置時，還有最後的機會將水分和礦物質吸收進入血液。最後階段就是液體被吸收，剩下排泄物。

## 第一個攝取要素：纖維

只要稍加研究健康的飲食，就會發現兩件事：(1) 為了健康，我們的身體需要很多纖維。(2) 許多人在但以理禁食期間感受到健康的改善，就是因為他們在那段時間攝取很多的纖維。

所謂的膳食纖維，是植物中無法消化、可以穿過小腸大腸、吸收水分和幫助排泄的物質。膳食纖維主要來自於水果、蔬菜、全穀類和豆類。膳食纖維最著名的功能大概就是預防便祕。但是，膳食纖維也有其他的健康益處，例如降低糖尿病和心臟病的風險。纖維基本上有助於快速地推動食物在消化系統中的移動。

以下是美國極有權威的梅約診所（Mayo Clinic）對於纖維的報告：

膳食纖維包括所有植物性食物中，身體無法消化或吸收的部分。和脂肪、蛋白質或是碳水化合物等其他你可以分解和吸收的食物成分不同，

89

## 常見食物的纖維含量

| 水　果 | | |
|---|---|---|
| 種　　類 | 分　　量 | 纖維含量（克） |
| 覆盆子 | 1 杯 | 8.0 |
| 梨（帶皮） | 1 顆中型 | 5.1 |
| 蘋果（帶皮） | 1 顆中型 | 4.4 |
| 無花果乾 | 2 粒中型 | 3.7 |
| 藍莓 | 1 杯 | 3.5 |
| 草莓 | 1 杯 | 3.3 |
| 香蕉 | 1 根中型 | 3.1 |
| 柳丁 | 1 顆中型 | 3.1 |
| 葡萄乾 | 43 克盒裝 | 1.6 |

| 穀類、早餐麥片、義大利麵 | | |
|---|---|---|
| 種　　類 | 分　　量 | 纖維含量（克） |
| 全麥義大利麵（煮熟） | 1 杯 | 6.3 |
| 大麥、珍珠大麥（煮熟） | 1 杯 | 6.0 |
| 麥麩 | 3/4 杯 | 5.1 |
| 燕麥（煮熟，快煮、正常或即溶皆可） | 1 杯 | 4.0 |
| 爆米花（無油爆） | 3 杯 | 3.6 |
| 糙米（煮熟） | 1 杯 | 3.5 |
| 無酵麵包，全麥或多穀物 | 1 片 | 1.9 |

## 蔬　菜

| 種　　類 | 分　　量 | 纖維含量（克） |
| --- | --- | --- |
| 朝鮮薊（煮熟） | 1 個中型 | 10.3 |
| 豌豆（煮熟） | 1 杯 | 8.8 |
| 花椰菜（燙過） | 1 杯 | 5.1 |
| 蕪菁（燙過） | 1 杯 | 5.0 |
| 甜玉米（煮熟） | 1 杯 | 4.6 |
| 甘藍芽（煮熟） | 1 杯 | 4.1 |
| 馬鈴薯（帶皮） | 1 顆中型 | 4.0 |
| 番茄糊 | 1/4 杯 | 2.7 |
| 胡蘿蔔（生的） | 1 條中型 | 1.7 |

## 豆類、堅果和種子

| 種　　類 | 分　　量 | 纖維含量（克） |
| --- | --- | --- |
| 豌豆（煮熟） | 1 杯 | 16.3 |
| 扁豆（煮熟） | 1 杯 | 15.6 |
| 黑豆（煮熟） | 1 杯 | 15.0 |
| 青豆（煮熟） | 1 杯 | 13.2 |
| 葵花子（去殼） | 1/4 杯 | 3.6 |
| 杏仁 | 22 顆 | 3.3 |
| 開心果 | 49 顆 | 2.9 |
| 胡桃 | 19 瓣 | 2.7 |

纖維是無法被身體吸收的。因此,它幾乎是原封不動地從胃、小腸,進到直腸。纖維往往分成兩種:

**非水溶性纖維**:這種纖維有助於食物在消化系統中的移動,增加糞便體積,所以對於那些有便祕或是排便不規律問題的人很有幫助。全麥麵粉、麥麩、堅果和許多蔬菜都是相當好的非水溶性纖維的來源。

**水溶性纖維**:這種纖維會在水中溶解,形成一種膠狀物質。這有助於降低膽固醇和血糖。你可以在燕麥、豌豆、豆子、蘋果、柑橘類水果、胡蘿蔔、大麥和亞麻籽中攝取。

不同的植物含有不同組成的纖維。要獲得最大的健康效益,就要多吃不同種類的高纖食物。

當你在計畫但以理禁食期間要吃的食物時,看一下常見食物的纖維含量,或是閱讀營養成分標籤,看看你喜歡的食物中到底有多少纖維。每日建議的纖維攝取量,女性是 21 ~ 25 克,男性是 30 ~ 38 克。上頁表格中的食物都是但以理禁食期間可以食用的食物。

## 第二個攝取要素:蛋白質

典型的美國飲食中,蛋白質非常地豐富。事實上,大多數人吃的蛋白質的量遠超過他們所需,每一餐都吃肉或是乳製品(或者兩種都吃)。但是,但以理禁食法不准吃肉和乳製品,所以我們必須尋求替代性的蛋白質。

根據美國食品藥物管理局的建議,成人每天應攝取 50 克的蛋白質(這是指每天攝取 2000 卡的成人及四歲以上兒童)。然而,許多健康專家對此並不同意,認為我們攝取過多的蛋白質。

一塊 6 盎司的燒烤里肌牛排是絕佳的蛋白質來源,一塊就提供了 36

克。但是，它同時也含有 44 克的脂肪，其中更有 16 克是飽和性脂肪。同樣大小的鮭魚提供 34 克的蛋白質和 18 克的脂肪，其中僅有 4 克是飽和性脂肪。一杯煮熟的扁豆則有 18 克的蛋白質，但是脂肪不到 1 克。怪不得進行但以理禁食法的人通常會減少 10 ～ 25 磅（約4.5 ～ 11 公斤）！這是個非常低脂的飲食計畫。

所以，在挑選富含蛋白質的食物時，要注意伴隨著蛋白質而來的其他成分。植物性的蛋白質如豆類、堅果和全穀類，還有豆腐和黃豆等，都是絕佳的選擇，而且它們還提供健康的纖維、維他命和礦物質。

## 第三個攝取要素：水分

在〈但以理書〉第 1 章中，我們看到先知和他的夥伴們只喝水。這就是為什麼在但以理禁食期間，唯一能接受的飲料就是水。對許多人而言（包括我），這是禁食中最困難的一部分。我享受每天清晨的一杯咖啡，這習慣已經超過四十年了，所以要放棄每天那一杯現磨、熱騰騰的星巴克深焙咖啡（再加上有機鮮奶油）是很大的挑戰。我做得到，但是我承認在禁食期間真的很想念咖啡。

有些人很難放棄茶和汽水。我聽過許多人說，覺得自己對這些飲料上癮，而但以理禁食法讓他們重新認識水。我簡直數不清我對多少人解釋過禁食期間不可以喝茶了。最常聽見的辯解就是：「如果這是個植物性的飲食計畫，茶葉是植物，那為什麼我不能喝茶？」不過，你可以在水中加一點點檸檬汁、新鮮薄荷，或是一片檸檬或小黃瓜，只要不跨越紅線，變成茶或是檸檬汁就好了。

我一般是這樣回答：「我能感受你的痛苦，親愛的。但是茶不是水，是茶。而但以理禁食中唯一能喝的就是水。去讀〈但以理書〉第 1 章就知道了。」

　　我真的感受得到他們的痛苦。我仍舊得強迫自己只喝水。但是我能做到，因為我完全相信那對我的身體有好處。事實就是，當我們喝了符合身體需求的足夠的水時，就是在好好照顧自己。水是你體內最重要的組成元素，將近有六成的體重都是水。你體內的每個系統都需要水。水能沖刷重要器官內的毒素，將營養素帶到細胞內，並且為耳朵、鼻子和喉嚨等器官提供一個濕潤的環境。

　　水喝得不夠會導致脫水，使我們的系統無法進行正常的功能。脫水會消耗你的精力，讓你感到疲倦，再加上大腦傳送出的缺水訊號，經常會被你誤認為飢餓訊號。結果就是，當我們應該喝一杯水來滿足這需求時，我們反而選擇了進食。

## ▶ 思考要如何照顧你的身體

　　這很容易明白——為什麼我們要好好挑選進入我們嘴裡的食物。我們擁有一個設計精良的系統，讓我們健康且充滿精力。我們可以和系統配合，或者不配合。

　　但以理禁食法幫助我誠實地檢視，自己是怎麼照顧神交付給我們的會堂。你是否願意仔細地檢視你是如何照顧自己的身體？當你計畫但以理禁食時，考量一下你的身體若不是由聖靈所掌控，就是由肉體所掌控的事實。沒有重生的「靈」，就是不健康飢渴、過食和情緒化進食（美其名為「美食療法」）的始作俑者。神為我們所計畫的是活出天國的生活，而不是生病、破碎、無助的生活。

　　祂的話語非常明確：「親愛的朋友，我祝你事事順利，身體健康，正如你靈性健全一樣。」（約翰／若望三書 1:2）或是「惟有我知道我為你們安排的計畫：我計畫的不是災難，而是繁榮；我要使你們有光明的

前程。」（耶利米書／耶肋米亞 29:11）

神想要給我們健康、強健而成功的人生，但是我們必須配合。選擇權在自己手上！想一想下面這段經文的偉大真理：

你們不知道你們的身體就是聖靈的殿嗎？這聖靈住在你們裡面，是上帝所賜的。你們不屬於自己，而是屬於上帝，因為他用重價買了你們。所以，你們要用身體來榮耀上帝。

——哥林多前書 6:19-20

和一整年的時間相比，但以理禁食不過是短短幾天而已。上帝創造了禁食，讓我們可以與他更親近，因為祂是那麼地想要和我們親近。但以理禁食就是最好的機會，讓我們的心能被餵養，靈性能被強化，身體也能被更新、改善。

**CHAPTER 7**

———•———

# 第三個步驟：準備

Five Steps for a Successful Daniel Fast: Prepare

我們越了解健康與營養，就越知道應該吃或不吃什麼，才是對身體的最佳照顧。當你在準備禁食，並且計畫第一個星期的餐點時，可以參考後面的食物金字塔，那有助於你做出聰明的決定。

這個食物金字塔，是為了讓你順利進行一個暫時性的部分禁食飲食計畫。當你的飲食習慣或運動習慣（或是兩者都有）要進行任何重大的改變時，請先與你的醫師討論。

事先選好你要吃的食物。絕大多數的冷凍食品或調理包中都含有很多加工原料、化學物質和甘味劑，所以你可能得完全自己烹飪。如果你並不熟悉從原始食材開始料理，在這個階段你可能會感到有點壓力，你

也許會心想：我怎麼可能有時間準備這些餐點、上全天班、照顧一家人，然後還要排出時間和上帝相處？

我了解你的處境。那些盡己所能地回應家人需求、付出她們所有時間和注意力的母親們，在我心中永遠有著特殊的地位。不過，你還是有可能一邊好好地體驗屬於你自己的但以理禁食，一邊維繫住家人的良好飲食習慣。更何況，你可能會培養出一些習慣和做法，在禁食結束後依然持續下去。

## ▶ 計畫好你的工作，執行好你的計畫

我擔任基督教組織的顧問多年。我最常建議的企業原則就是：「計畫好你的工作，執行好你的計畫。」因為這往往是效率、效果和明智財務管理的基本元素。這些原則在家也行得通，當然在準備餐點上也行得通。在禁食開始之前的準備工作，絕對能讓你收獲豐富。

如果你能鎖定以下這幾個原則，就比較容易做出良好的飲食決定，決定要吃和不吃的食物。但以理禁食法是一個以植物為基礎的飲食計畫，只不過加上了一些對甘味劑、發酵產品、人工化學成分或是加工食品的限制而已。詳細的食物清單，請見第 10 章。

採取「計畫好你的工作。執行好你的計畫」的做法，你將發現，那不過是簡單的幾個步驟而已：

### 步驟 1：訂定下週的菜單及採購清單

利用「但以理禁食食譜」來設計你每日三餐的菜單，查清楚你手邊現有的材料，翻閱促銷廣告，從網路下載或是剪下折扣券。你也可以搜尋店家或製造商的網站，尋找可以在當地商店使用的產品折扣券。你現

# 但以理禁食食物金字塔

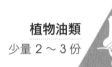

**植物油類**
少量 2 ～ 3 份

**乳製品替代類**
適量 2 ～ 3 份

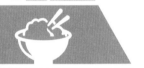

**豆類、種子、堅果類**
適量 2 ～ 3 份

**全穀物類**
充分 6 ～ 10 份

**蔬菜類**
大量 3 ～ 5 份

**水果類**
大量 2 ～ 4 份

---

每日 8 ～ 10 杯水 ╱ 每日 30 ～ 60 分鐘運動 ╱ 每日 10 分鐘日照

---

**詳細分量**

**植物油類**
- 植物油（橄欖油、芥花油、植物油）1 大匙
- 沙拉醬 1 大匙

**乳製品替代類**
- 食譜中的豆漿、米漿或是杏仁漿 1 杯

**豆類、種子、堅果類**
- 煮熟的豆類 1/2 杯
- 豆腐、黃豆製品 1/2 杯
- 堅果醬 2 大匙
- 堅果 1/4 杯

**全穀物類**
- 無酵麵包 1 片
- 早餐穀片 1 杯
- 全穀物早餐麥片（燕麥、麥子或是綜合穀物）1/2 杯
- 飯 1/2 杯
- 全麥義大利麵 1/2 杯
- 全麥餅乾 3 ～ 4 片

**蔬菜類**
- 生葉菜或沙拉 1 杯
- 生蔬菜丁 1/2 杯
- 煮熟的蔬菜 1/2 杯

**水果類**
- 中型的蘋果或柑橘 1 顆（或香蕉 1 根）
- 莓果 1 杯
- 新鮮水果丁 1 杯
- 乾燥水果 3/4 杯

在可有機會採購了。同時，考量你的行事曆中，上課或上班的午餐可能需要準備的餐點。試著每個星期採購一次就好。

## 步驟2：事先準備好食材和餐點

採購回來後，先將你的沙拉用蔬菜清洗、去皮、切片、切丁，這樣子在平日只要花上一分鐘，就可以完成一道沙拉。將蔬菜一個個收在塑膠袋或是密閉的保鮮盒中，放入冰箱冷藏庫內。另外，花一整天準備好數道餐點，也可以考慮一次製作加倍的分量，然後把一半冷凍起來，供下個星期食用。

## 步驟3：事前準備好午餐

如果你要準備上班便當的話，可以將夾鏈袋套在大概兩杯分量的量杯上，然後將濃湯舀入。封袋前，要小心地將空氣擠出。在袋子上標明日期，並且平放在冷凍庫裡。

帶著冷凍的夾鏈袋去上學或是上班，等到中午時應該已退冰、可以加熱了。另外準備小型的夾鏈袋，以存放堅果、水果乾或是蔬菜。這些事先做好的餐點，搭配濃湯和一份水果，就成了營養豐富又符合但以理禁食法條件的午餐了。

## 步驟4：加快早餐的準備

如果你早餐習慣吃熱的麥片或穀片，用有分隔的餐盤來準備堅果、葡萄乾和其他的乾果類。在早上，將熱的穀片／麥片粥放入個別的碗中，然後讓每個人自由地選擇要添加的食材。如果你還想提供新鮮的水果切片，可以趁前一天晚上加熱晚餐或是收拾廚房時進行。

## 步驟 5：事先完成無酵麵包和主食

「準備餐點日」也是製作無酵麵包、烤餅乾和脆餅的最佳日子。準備好大分量的食材，做好之後，儲放在密封容器中，供整個禮拜食用。另外，你可以預先煮好足夠的飯和豆子，好滿足未來幾天的餐點所需。

每個星期只要花一天做好餐點計畫和食材準備，你就可以在短短的幾分鐘內端出營養豐富、色彩鮮艷的餐點，同時你也會因為充分利用折扣券和大量採買而省錢。你可以讓準備餐點的時間過得更豐富：聆聽音樂、教學 CD 或是詩歌，好好餵養一下你的靈性，或是順便洗衣服、完成其他的家務，這樣子你未來一週會過得更順利。

只要謹慎計畫，你就可以一次準備數頓餐點，並且享受整個過程。然後，隨著一週的進展，你就能品嘗到辛勞的甜美果實，並且免於這些瑣事所帶來的挫折與需要的時間。試試看吧！計畫好你的工作，執行好你的計畫，然後享受一場成功的但以理禁食。

在開始禁食前幾天，逐漸減少你的咖啡因、糖分、化學物質和加工食物的攝取。在此同時，每天至少喝半加侖的純水，以增加水分的攝取。

———— • ————

# CHAPTER 8

# 第四個步驟：參與
Five Steps for a Successful Daniel Fast: Participate

這 就是上路的時候了。你跨越了但以理禁食的門檻，進入了祈禱與禁食的生活中。現在，你應該已經準備好了。你抱著高度期待和對這項靈修戒律的尊重，對它許下深刻的承諾。

這是記錄你禁食經驗的好時機。你可以記錄你所吃的食物，以及你身體對更健康的飲食所產生的反應。

本書包含了一個搭配禁食一起進行的 21 天每日靈修，這可能對你的讀經計畫有所幫助。我同時邀請你點閱 http://www.Daniel-Fast.com 並且加入訂閱，這樣你就可以固定地收到最新消息、激勵文章、更多的食譜和見證。你也可以瀏覽部落格，看看別人的禁食進行得如何，然後加

入討論、和他們交流心得。我們的但以理禁食社群很歡迎新朋友，而且大家會互相激勵，參與者來自全球各地。很歡迎你成為其中的一員。

禁食開始的頭幾天，許多人會感到疲憊、頭痛、腳抽筋和背痛。這些都是在吃了對健康有益的食物後，身體在排毒的過程中所常見的症狀。舒緩這些症狀的最佳方式，就是喝大量而乾淨的水。

水能幫助你控制對食物的飢渴。為了充分地維持身體內的水分，我每天裝一瓶半加侖（約 2,000c.c.）的水，然後一大早的第一件事，就是喝一杯 500c.c. 的水。這是正常狀況下，我的身體所需水分的四分之一。我也努力在每餐飯前喝一杯水。這不但可以補充身體水分，也會讓我每一餐少吃一些。我努力在每天結束之前，將那一瓶水喝完。

由於我在家工作，所以一般而言這相當容易完成。你或許會發展出其他適合你的方式。例如，每天早上喝一杯 500c.c. 的水，上班的時候喝兩杯，然後晚上在家時，至少再喝一杯。

你可以在水中添加新鮮薄荷或是檸檬片、小黃瓜片來增添一點味道。我尤其喜歡檸檬，因為在口中的感覺好清新。只要確定那還是水，不會變成茶或是檸檬汁的界線，就符合禁食的條件了。

## ▶ 碰到問題時，可以尋求聖靈的意見

在決定但以理禁食期間哪些食物可以吃、不可以吃的時候，你可能會發現其中的界線有點微妙。例如，禁食期間不可以飲酒，但是調味料中可以使用紅酒醋嗎？或者是，如果只能喝水，那麼早餐可以喝精力湯嗎？還有，可以吃蘋果嗎？那可是在但以理的時代之後才發現的水果呢！關於這些問題，你可以在書末的附錄中找到這些問題的答案。

自從二〇〇七年開始經營但以理禁食部落格以來，我回答了數以萬

計的類似問題。但以理禁食法是基於聖經內數量不多的描述，所以，當你有疑問而覺得現有的說明都不夠明確時，可以尋求聖靈（聖神）的意見。用你靈性的耳朵傾聽祂平靜的微小聲音，祂將會引導、指點你方向。每當我帶著問題來到聖靈面前，祂總是可靠地幫助我做決定。

譬如，幾年前我在禁食期間，唯一找得到的豆奶裡面含有少量的有機甘蔗汁，這是從甘蔗中榨取出來的糖分。我只打算在食譜中用一點點豆奶，卻意外地發現原來其中有蔗糖這個成分。我的理性可能告訴我：「噢，不過是一滴滴糖而已，而且你已經買了豆奶，扔掉是一種浪費。」

但是，當我站在廚房中尋求聖靈的意見時，我很確定祂用平靜的微小聲音告訴我放棄豆奶，改用替代食材。祂似乎在說，在這種情況下堅持，能磨練我辨別和決策的能力。於是，我沒有用豆奶，而將它送給了朋友。現在，我買得到沒有添加糖分的豆奶，並且用在我的食譜中。

## 你有你的禁食方式，別人有別人的

我收到過許多來自倍感挫折的配偶的來信，通常是妻子對於先生不願意按照她們認定的方式禁食而感到非常憤怒。他們的配偶不願意遵照禁食的規則，或是想要改變規則以符合自己的喜好。有些夫妻一起寫信來，希望我能調停他們對於到底什麼可以吃、什麼不可以吃的爭論。

我並不想給大家所謂的標準答案，所以，雖然我試著回答每一個關於禁食的問題，基本上我還是鼓勵大家要理解禁食是自己的責任。最好是專注於自己的禁食，而不是別人的禁食。

我知道這可能很難，但是這個經驗會提供另外一種教導。當我們看到別人的行為是我們眼中錯誤的行為時，應該如何反應？我們是否要迅速地指出他們的錯誤？我們是否應該要生氣，因為他們不肯照著我們的

103

想法去做？我們是否應該要打電話向朋友抱怨？

　　我們可以用關切、溫和的態度來表現支持與協助，讓別人明白自己可能犯了錯——如果是聖靈引導我們這麼做的話。但是，除非我很確定上帝希望我當祂的信差，我發現最佳的行動就是祈禱並且對別人做得對的地方表現支持，然後讓他們自己去處理可能比較軟弱的地方。

　　如果你遇到這樣的情況，把它當作自己人際關係和技能上的經驗。尋求聖靈的指引，並且研讀上帝的話語，看看有什麼指示。專注於自己的禁食，做一個透過祈禱和禁食而在基督的道路上成長的正面見證。

## ▶ 了解什麼時候該放鬆

　　在禁食期間，會不會遇到你必須放棄禁食，或是突然暫停的時候？當然會，例如緊急、嚴重的醫療問題或意外發生的時候。那時你會發現，和眼下的危機相比，繼續堅持禁食變得比較不重要了。

　　去年我收到一位母親的來信，她的女兒因車禍身亡。很明顯這是一個該停止禁食，好讓全家可以處理眼前的嚴重事故的時候。

　　有時候，我們會因為其他的原因而暫停。我還記得有一回，我暫停了二十四小時的但以理禁食。我兒子大衛和他太太居住的地方與我相隔約一百哩。我在大衛七歲的時候在衣索比亞領養了他。他成年之後，回衣索比亞住了一年，並且在那裡結婚了。他們定居在西雅圖市內的一個衣索比亞社區裡。

　　有一天我開車到西雅圖去探訪他們。當時我正在禁食，可是我並不太在意。許多衣索比亞菜餚都符合但以理禁食法的要求。再說，大不了我就吃沙拉和飯，然後喝水就好了，我不覺得有必要做任何特殊的安排。我很高興要去拜訪，因為我已經有一陣子沒見過他們了。

　讓我說明一下當時的情況。在衣索比亞的社區裡，父母親和長老倍受尊重，孩子們或是年輕人總是聽從父母或是年長者的話。我也是這樣長大的，但是在衣索比亞文化中，敬重父母在文化上、生活上和思想上都有著很深刻的意義。

　我到達的時間相當晚，一進門就聞到衣索比亞料理的美妙香氣。我的媳婦羅達絲是個很棒的廚師，而且我尤其喜歡伊索比亞料理。他們的醬汁以番茄為底，再加上許多香料，完全符合但以理禁食法的要求。我可以吃衣索比亞一種叫 injera 的無酵麵包，這不但是食物，同時也是用來裝菜餡的餐具。在衣索比亞，人們用這種鬆軟、微酸的扁麵包來舀肉和蔬菜。通常麵包就放在盤子裡，上面再放濃湯般的料理，讓湯汁浸透麵包。等到你把麵包吃完時，這頓飯也就結束了。

　等到晚餐時，羅達絲端出麵包、扁豆濃湯、煮熟的蔬菜和另外一道菜。「媽媽，我特地為妳燒了這道菜。」她說，並且獻上一大盤熱騰騰、香氣四溢的衣索比亞羊肉料理。

　我得立刻做決定：我是要拒吃，或者接受羅達絲的善意？我迅速地向聖靈祈禱，接收到祂的指示，並且接受了她的善意。愛戰勝我的禁食，而且當場我感到非常地平靜。

　當天晚上，羅達絲為我獻上傳統的衣索比亞咖啡儀式，這是一種對人表示尊敬和友誼的儀式。咖啡於第九世紀在衣索比亞被發現，這種飲料在當地傳統中扮演著深刻的角色。一場咖啡儀式的意義非常重大，羅達絲為我進行這項儀式，讓我感到非常受到尊重。咖啡很小一杯，但是濃烈而香甜。我接受了一杯（通常是要喝三杯），並且仍舊對這個決定感到很平和。第二天早上，我吃了新鮮水果當早餐，然後就回家繼續我的禁食，一直到結束。

　當你禁食時，你可能會遭遇兩難的狀況。我相信關鍵就在於審視自

己的心，然後確定你的「暫停」是來自於你的「靈」，而不是屈服在自私的動機和理由之下。大多數的時候我都可以避開這些狀況，在我這麼多年的禁食經驗中，那是我非常少見必須暫停禁食的情況。但是我想和你分享這個例子，這樣的話，如果你是因為愛、尊重或是其他慈悲的出發點，或是發生意外情況而暫停的話，才不會感到擔憂、懊悔。

此外，也有很多次是在禁食期間，朋友邀請我到他們家吃飯的情況。我解釋無需為我做特殊的安排，也不用改變餐點的內容。我進一步地說明我完全可以接受蔬菜沙拉和水的招待，如果他們也可以接受的話，那我很樂意出席。

## 謹慎地結束但以理禁食

如果你禁食的時間較長，在結束、重新接受其他食物的時候，你必須特別地謹慎。要記住，在這段期間，你一直提供對身體很好的食物，而你的消化道因此正處於最佳的狀態。你也一陣子沒吃加工食品、較難消化的蛋白質、咖啡因或是糖了。

所以，在結束禁食後，你很容易就想要大吃大喝一頓，盡情享用禁食期間不能吃的食物。然而，這樣做的結果可能是你的身體用抽筋、水腫、排氣和腸胃不適來進行抗議。慢慢地將其它食物和飲料重新導入你的飲食中，你的身體會比較快樂。

———— • ————

# CHAPTER 9

# 第五個步驟：感謝與檢討

Five Steps for a Successful Daniel Fast: Praise and Process

當你完成但以理禁食後，你會想要檢討自己的經驗。你從中學到了什麼？有什麼習慣是你想要繼續維持的？

我收到過很多成功的見證，來自於世界各地很多因為禁食而獲得美好回饋的人們。最常被提到的讚美有兩個。首先，是當他們養成每天與上帝會面、研讀祂的話語的習慣時，他們與上帝建立了更深刻、更親密的關係。他們也發現，透過祈禱將一切帶到上帝面前，能夠帶來一股力量，這股力量讓他們得到了想要的答案。當他們為此歡心慶祝時，我也為他們感到欣喜。

第二個則是，對許多人而言（尤其是長期疾病或是病態肥胖的人），

但以理禁食法的健康益處非常地顯著。很多人在信件中告訴我，他們在此之前，從來無法完成任何飲食計畫，只有但以理禁食為他們帶來了全新而健康的生活方式。

看到這樣的信件內容，言語無法表達我的喜悅。當他們的身體對均衡健康的飲食做出回應時，許多人能夠停用長期服用的藥物，甚至完全停藥。他們也回報說主治醫生對這樣的改變感到高興（但是要記住，如果你的健康有任何狀況的話，一定要遵從醫療人員的指導）。

## 禁食結束後可以做什麼？

等到禁食結束後，你就能向自己證明，你能夠改變自己的飲食習慣。那麼，何不考慮將健康的改變長期導入你的日常飲食計畫中？例如一個禮拜吃幾餐純蔬食。你也可以考慮改用天然的甘味劑，例如蜂蜜、甜菊或是龍舌蘭蜜，而且只吃全穀類而非加工食品。繼續每天喝半加侖的水，以提供身體充分的水分，並且控制你的飲食分量。

以下三點，就是但以理禁食結束後，我建議你做的事：

### ● 比較禁食前後的情況

花幾分鐘做禁食前和禁食後的比較。如果你在禁食期間遭遇重重困難，你可以和自己對話，試著弄清楚為什麼事情進行的方式與你預期的不同。

### ● 檢視禁食成功或失敗的原因

不管你認為這次的禁食是否成功，想一想下次要禁食時，你會採取哪些做法來讓禁食更成功？這些都是禁食結束後應該要問自己的重要問

題。你可以寫下一些筆記，放在檔案裡或是夾在本書中，作為下次禁食的參考。

## ● 感謝神在禁食期間的陪伴

花點時間感謝天父所賜與的經驗，以及祂一路上給你的教導。你可以寫下十個讚美神的話語，並且為此感激祂的祝福。

聖經說：「我們大家都用沒有蒙著帕子的臉反映主的榮耀；那從主——就是聖靈——所發出這榮耀在改變我們，使我們成為他的樣式，有更輝煌的榮耀。」（哥林多／格林多後書 3:18）

在禁食期間，你已經明白了什麼是有信仰的生活、什麼是與聖靈（聖神）同行。當你回歸日常生活時，帶著這些你學到的教導，用你已經提升的靈性意識、持續祈禱和研讀聖經的新習慣，以及你學會的健康飲食選擇，創造出新的「日常」。

# PART THREE
## 實用篇

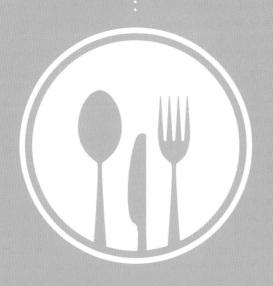

在禁食中將自己獻給上帝，踏上全新的生命之路。

———•———

# CHAPTER 10

# 但以理禁食法的食物清單
## The Daniel Fast Food List

在部落格上回答過數千個相關問題之後，我製作了下列的食物指南。我採用「包括但不限於」的陳述來表達許多類似卻未被列入的食物。例如，「水梨」沒有列在清單內，但是可以食用，因為那是水果。

還有，當我在回答了數百次關於購買盒裝、罐裝、瓶裝等包裝食物的問題後，我要大聲地強調：「**請閱讀標籤！**」當時，我這個激動的反應引起了部落格訪客們的大笑，但是它真的很重要。

當你要考慮購買某樣食品時，花點時間看一下標籤上的成分。通常會標示在營養成分資訊的旁邊或是附近。你可以買、可以吃的食物，必**須不含甘味劑、無化學成分，而且符合以下的食物清單。**

# ▶ 但以理禁食中可以吃的食物

但以理禁食是以植物性食物為主的部分禁食。植物性的食物並不限於蔬菜，還包括所有由種子而生的植物。所以，只要是屬於以下種類的食物，你都可以食用：

● **所有水果**

可以是新鮮、冷凍、乾燥、榨汁或是罐裝的水果。種類包括但不限於蘋果、杏桃、香蕉、黑莓、藍莓、波森莓、哈密瓜、櫻桃、小紅莓、棗子、無花果、葡萄柚、葡萄、芭樂、蜜瓜、奇異果、檸檬、萊姆、芒果、油桃、柳丁、木瓜、桃子、梨子、鳳梨、加州李、葡萄乾、覆盆子、草莓、美人柑、橘子和西瓜。

● **所有蔬菜**

可以是新鮮、冷凍、乾燥、榨汁或是罐裝的蔬菜。種類包括但不限於朝鮮薊、蘆筍、酪梨、甜菜根、白菜、花椰菜、甘藍芽、包心菜、胡蘿蔔、白花椰菜、芹菜、辣椒、羽衣甘藍、玉米、黃瓜、茄子、大蒜、薑、四季豆、豆薯、芥藍、青蒜、萵苣、蘑菇、芥菜、秋葵、橄欖、洋蔥、巴西里、防風根、青椒、馬鈴薯、蘿蔔、蕪菁甘藍、青蔥、紅蔥頭、菠菜、芽菜、瓜類、地瓜、番茄、番茄糊、白蘿蔔、荸薺、水芹、山藥和櫛瓜。如果你對黃豆不過敏的話，也可以選擇蔬食漢堡的豆排。

● **所有穀物**

穀物包括但不限於大麥、糙米、玉米粉、玉米粒、粗磨穀粉、小米、燕麥麩、燕麥、爆米花、藜麥、米香、小麥胚芽、全麥、蕎麥義大利麵

和全麥墨西哥餅。

- **所有堅果和種子**

    堅果和種子包括但不限於杏仁、腰果、椰子、亞麻子、胡桃、花生、松子、罌粟子、芝麻和核桃。堅果醬（如花生醬或是鷹嘴豆芝麻醬）也可以納入清單。

- **所有豆類**

    豆類包括但不限於黑豆、米豆、白腰豆、鷹嘴豆、乾燥的豆子、粉豆、扁豆、皇帝豆、將軍豆、花豆、豌豆和白豆。

- **所有高品質油脂**

    包括但不限於芥花油、椰子油、葡萄子油、橄欖油、花生油和麻油。

- **水**

    蒸餾水、過濾水、泉水或是其他的純水。

- **黃豆製品**

    這包括各式各樣的豆腐、素蛋白和其他的黃豆製品。

- **調味料和烹飪材料**

    阿都柏醬（Adobo Sauce，一種墨西哥式的甜酸辣醬）、香菜、各類香草、黃芥末（無糖）、鹽、調味醬、無蛋美乃滋、香料、黃豆製品、香草和素高湯。你可以使用少量的果汁作為菜餚的調味料（如蘋果汁、檸檬汁、萊姆汁、橘子汁、鳳梨汁）。

## 但以理禁食中不能吃的食物

除了植物性的食物之外，都不能在但以理禁食期間食用。記住，**閱讀標籤**是了解所有加工食品所有成分的最佳方法。

- 所有**肉類與動物性產品**都必須排除在外，例如牛肉、羊肉、豬肉、禽肉和魚類。
- 排除所有**乳製品**，例如牛奶、乳酪、鮮奶油、牛油和蛋。
- 排除所有的**甘味劑**，如糖、粗糖、蜂蜜、糖漿、糖蜜和甘蔗汁。
- 排除所有的**發酵麵包**，包括以西結麵包（大部分的產品都含有酵母與蜂蜜）、椒鹽脆餅、口袋餅和其他用發酵成分製作出來的烘培產品。
- 排除所有含有人工調味劑、食品添加物、化學成分、白米、精緻麵粉或是人工保存劑的**精緻與加工產品**。
- 排除所有**油炸食物**，例如洋芋片、薯條和玉米片。
- 排除所有**固體油脂**，例如起酥油、乳瑪琳、豬油和高油脂的食物。
- 排除所有**水以外的飲料**，例如咖啡、茶、花草茶、碳酸飲料、能量飲料和酒精。

## 禁食期間的必備食材

想要成功完成但以理禁食的重要關鍵，就是要很容易地取得飲食指南內的食物。如果食物不容易取得，禁食的成功率就會降低。以下是我建議你手邊常備的品項：

- 新鮮水果：蘋果、香蕉、藍莓、葡萄柚、檸檬、萊姆和柳丁。
- 新鮮蔬菜：青椒、紅椒、黃瓜、萵苣、青蔥、黃皮洋蔥、番茄（我知道番茄其實是水果，但是我們似乎都拿來當蔬菜使用）。
- 罐裝食品：各式各樣的豆類（黑豆、粉豆、花豆和鷹嘴豆）、辣椒、鳳梨汁、番茄泥、番茄乾。
- 冷凍食物：玉米、甜豆、綜合蔬菜、葉菜、濃縮蘋果汁。
- 全穀類和乾豆類：糙米、燕麥片、綜合早餐穀物、豌豆、扁豆。
- 果乾：葡萄乾、杏桃乾、棗子。
- 其他：花生醬、米香、核桃、杏仁和豆漿。

選擇符合你胃口的食物來吃！有些水果、蔬菜、健康油脂對於提高你的新陳代謝非常有幫助。最好的蔬菜包括蘆筍、甜菜根、花椰菜、包心菜、胡蘿蔔、菠菜和番茄。最好的水果包括蘋果、藍莓、柑橘類、瓜類和梨子。適量的堅果和堅果醬也很好，還有糙米、大麥和燕麥，都是能促進你新陳代謝的全穀類。

## 禁食期間的早餐建議

在下一章，你會看到運用以上這些食材的許多食譜。除了上述的食物外，我在廚櫃裡還準備了好幾個能夠快速簡單完成的早餐選擇，這大大提高了禁食的方便性。

- **Ezekiel 4:9 全穀麥片**：這在大多數超市的天然食材區都可以買到（編注：在台灣，有些健康食品或天然有機食品的網站上買得到）。它超級適用於但以理禁食的原因是裡面不含任何添加的甘味劑，只有全穀物和一點點鹽。半杯 Ezekiel 4:9 全穀麥片含有 0 克的糖，

8 克的蛋白質（每日所需的 17%）。我幾乎每天都吃這個牌子的全穀麥片，不管是否是在禁食期間。吃的時候，我只加一小把新鮮藍莓，有時候是一根香蕉的切片，然後再澆上半杯無糖的豆漿。非常好吃！

- **Bob's Red Mill 鄉村綜合穀片**：這個牌子的產品可以在大多數超商的天然食品區或是健康食品店內購得（編注：台灣有些 Costco 有賣）。這個牌子的綜合穀片完全像瑞士營養學家在一八〇〇年末期所發展出來的那樣，只是全穀物、水果乾和堅果的混和而已。熱食、冷食皆可（我喜歡熱食），配上一根切片香蕉和豆漿，就是展開一天的好方式。

- **Zoom 全麥麥片**：這個牌子個麥片讓我回到童年。我爸爸是校長，也是家中早餐的大廚。很多早晨他會煮一鍋這個牌子的麥片，百分百的小麥。就這樣而已！看一看盒子上的成分表，你會看到「全麥」。它煮起來很迅速，再加上一些新鮮水果、果乾和一些無糖豆漿，就會變得美味而營養。

這些盒裝的穀物產品，再加上無糖豆漿（如果你喜歡的話，也可以用米漿或是杏仁漿取代）、果乾、堅果和新鮮的水果，就能創造出美味的早點。你會吃得更符合神的原始計畫，因為它們全都是含有豐富維生素和礦物質、可以滋養你身體的美好食物。

順便提一下，可別驚訝在但以理禁食期間你戒掉了對甜食的癮頭。以前單吃只有新鮮藍莓和一點無糖豆漿的穀片，總是會讓我的嘴皺起來，所以我會添加一根香蕉去平衡一下味道。但是現在我吃得出藍莓的甜味，而且對這麼簡單的餐點感到喜悅。

# ▶ 「好」東西吃太多，就會變「不好」

就算你吃的是對身體很好的食物，也不表示你應該吃過量。不論什麼時候進食，都應該要控制分量，尤其是在但以理禁食期間。經常有人問我：「在但以理禁食期間，我應該吃多少？」我的回答是，雖然我們可以吃某些食物，但是我們畢竟是在禁食，每天三頓適量的正餐和兩次點心，都還算合理。

這也是向聖靈（聖神）詢問的好時機。如果你向自己的慾望低頭，吃得太多而沒有自我控制的話，可以問祂：「我是否吃得太多了？」

查看營養成分，了解一份的量是多少。例如，一份煮好的燕麥片是一杯半，一份新鮮水果是一個中型蘋果或是一根香蕉，一份豆子是三大匙。最後，考量一下熱量。對大多數健康的人而言，所需熱量會根據性別和體型的差異而有所不同，但是每天的健康熱量攝取量是在 2200 ～ 2800 大卡之間。

**CHAPTER 11**

———●———

# 但以理禁食食譜
Daniel Fast Recipes

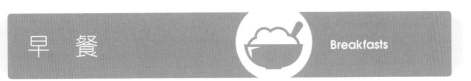

早　餐　Breakfasts

　　許多人想到早餐時，都只想到煎餅、鬆餅、培根和蛋，或是甜甜的早餐穀片。可是，這些食物在但以理禁食期間都不能食用。好消息是，在接下來的內容中，有許多你可以為自己和家人製作的美味早餐，不但非常營養，吃起來也令人心情愉悅。一旦享受過這些健康的餐點，別驚訝你會從此改變早晨的飲食習慣！

# 杏仁果乾格蘭諾拉

（可製作 4 杯，約 8 份）

格蘭諾拉（Granola，以燕麥片、堅果、水果混合而成）是但以理禁食期間最完美的早餐選擇。但是大多數超市裡面現成的格蘭諾拉都加了甘味劑，或是有其他在但以理禁食的食物清單上禁用的添加物。大量製作這份食譜其實是個簡便而聰明（而且花費不多）的選擇。此外它非常營養，又具有飽足感。

### 材料

- 燕麥片 2 杯
- 椰子絲 1/2 杯
- 杏仁片 1/2 杯
- 植物油（如芥花油）
  3 大匙
- 切碎的果乾（蘋果、
  無花果、杏桃等）
  1/2 杯
- 葡萄乾 1/2 杯

### 作法

1. 將烤箱預熱至 180 度。
2. 在一個大烤盤上將燕麥、椰子絲和杏仁拌勻。將油淋上，並且翻動直到混合均勻。放入烤箱中烤 15 ~ 20 分鐘，每隔 5 分鐘就攪拌一下，直到微黃。
3. 略為放涼，再拌入水果乾和葡萄乾。
4. 放在密閉容器中，和豆漿、新鮮水果以及（或是）果汁一起享用。

# 香蕉麥麩穀片

（可製作 4 份）

小時候，我爸爸經常是負責準備學校早餐的人，最常見到的就是熱的燕麥片和全麥穀片。那時我哪裡懂得老爸提供的是這麼營養的餐點。麥麩含有豐富的纖維和健康的營養成分，穀片則是但以理禁食的完美選擇，兩者相加更是營養加倍。這份食譜加了香蕉，但是你可以發揮創意，添加其他符合你口味的水果。

### 材料

- 水 2 又 2/3 杯
- 鹽 1/2 小匙
- 全麥穀片 1 又 1/3 杯
- 香蕉泥 1 杯
- 肉桂粉 1 小匙
- 杏仁片 1/4 杯

### 作法

1. 將加蓋的鍋中的水煮開，加入鹽。
2. 拌入全麥穀片並且將火調小，繼續滾約 1 分鐘，不斷地攪拌。
3. 加蓋，離火。靜置 1 分鐘後再上桌。
4. 拌入香蕉、肉桂粉和杏仁片，搭配無糖豆漿、米漿或是杏仁奶一起享用。

# 蘋果派風味燕麥片

（可製作 4 份）

這是個可以提供給你自己和家人的超棒食譜，吃起來非常美味。燕麥片是絕佳的食物選擇，因為它提供了珍貴的蛋白質，能長時間地抵抗飢餓感，並且提供對我們極有幫助、能在體內進行良好運作的有益纖維。

**材料**

- 水 4 杯
- 鹽 1/4 小匙
- 燕麥片 2 杯
- 蘋果派香料 1/2 小匙
  （作法見下方）
- 蘋果丁 1/4 杯

**作法**

1. 用中大火將鍋中的水煮開。鹽放入溶解後，拌入燕麥片和蘋果派香料。將火轉小，煮 4 分鐘。
2. 加入蘋果丁，繼續煮 1 ～ 2 分鐘，直到燕麥片煮透。
3. 可與無糖豆漿一起享用。

## 蘋果派香料

材料
- 肉桂粉 1/2 小匙
- 肉豆蔻粉 1/4 小匙
- 多香果粉 1/8 小匙
- 荳蔻粉 1/8 小匙

作法
- 將所有的材料拌勻即可。如果大量製作，就必須存放在密封盒中。可以和蘋果派風味燕麥片搭配食用，或是運用在其他需要蘋果派香料的食譜中。

# 超簡便綜合穀片

（可製作 3 杯，約 6 份）

這是「速食版」綜合穀片。發揮創意，加入手邊現有的穀片，或是你特別喜愛的口味。水果乾和堅果的選擇也一樣。看看廚房裡有什麼現成的材料，將它們攪拌在一起，就成了超級簡單、立即可吃的綜合穀片。

**材料**

- 燕麥片（或是任何你喜歡的全穀物組合）2 杯
- 切碎的水果乾（蘋果、椰棗、無花果、杏桃等）1/2 杯
- 葡萄乾 1/2 杯
- 堅果 1/2 杯

**作法**

1. 將所有的材料在大碗中拌勻（喜歡的話，也可以放入食物調理機打碎，將所有材料打成一樣的粗細）。
2. 將綜合穀片放在密封罐中，可以在廚櫃中存放兩個月。
3. 搭配水果和豆漿，綜合穀片可以熱食或是冷食。

## 瑞士風味四種穀片

（可製作 2 杯）

綜合穀片是來自瑞士的早餐穀片，是用未煮的穀物、堅果和水果乾製成，可以搭配熱或冷的豆漿、果汁或是蘋果泥一起吃。這個綜合穀片食譜採用四種穀物，以及一些水果乾和堅果。自製這樣的綜合穀片不但省錢，做起來也很容易！

**材料**

- 燕麥片 4 又 1/2 杯
- 小麥胚芽、麥麩、燕麥麩 1/2 杯
- 葡萄乾 1 杯
- 切細丁的棗乾 1/4 杯
- 切碎的核桃 1/2 杯
- 葵瓜子 1/4 杯

**作法**

1. 在大碗中，將燕麥片、小麥胚芽、麥麩、燕麥麩、果乾、堅果攪拌均勻。
2. 將綜合穀片放在密封罐中，可以室溫儲存約兩個月。
3. 綜合穀片可以熱食或是冷食，搭配新鮮水果和豆漿。

**熱食和冷食的作法**

- **熱綜合穀片**：綜合穀片 1/2 杯，加上 1/2 杯水或是豆漿，煮滾。小火滾煮約 3 ～ 5 分鐘。也可以用高溫微波 3 ～ 5 分鐘，中途需要取出攪拌。
- **冷綜合穀片**：將 1/2 杯綜合穀片倒入 1/2 杯的豆漿或果汁中，浸泡 5 ～ 10 分鐘，或是放在冰箱中浸泡過夜。

## 美味蘋果炒糙米飯

（可製作 4 份）

這份食譜，是網路上但以理禁食社群中的瑞妮傳給我的，也成為我的最愛之一。纖維豐富的糙米是展開一天的絕佳選擇。切碎的蘋果和椰子油提供了這道餐點甜味和豐富的風味，使整體餐點變得美味無比。

**材料**

- 椰子油 2 大匙
- 糙米飯 4 杯
- 切碎的蘋果丁 2 杯（記得選甜一點的品種）
- 肉桂粉（加不加都可以）

**作法**

1. 在鍋中用中大火加熱椰子油，加入糙米飯和碎蘋果，攪拌均勻。將火調成中小火。
2. 繼續加熱，持續攪拌直到所有的材料都熱了。喜歡的話，可以拌入肉桂粉，攪拌均勻。可以單獨吃，也可以搭配無糖豆漿一起吃。

# 原味炒豆腐

（可製作 4 份）

如果你從沒試過用豆腐當早餐，那你會發現，這是個能將蛋白質黃豆產品加入一天飲食的絕佳方式。豆腐很特別的地方在於，它會吸取一起烹調的食材的味道，所以把豆腐和洋蔥、甜椒一起炒，會讓味道散播地更多、更入味。這道食譜中的豆腐，吃起來的質感跟蛋白很類似，所以在口感方面也是贏家！

## 材料

- 橄欖油 2 大匙
- 黃皮洋蔥 1 顆，切丁
- 青椒 1 顆，切丁
- 板豆腐 1 塊，瀝乾之後，切成 1 寸大小的塊狀
- 大蒜粉 1 小匙
- 洋蔥粉 1 小匙
- 醬油 1 大匙
- 薑黃粉 1/2 小匙（加不加都可以）
- 切碎的巴西里（荷蘭芹）1 大匙

## 作法

1. 將油放入平底鍋，以大火加熱。放入洋蔥、青椒和豆腐炒 3～5 分鐘，要經常攪拌。
2. 拌入大蒜粉、洋蔥粉、醬油和薑黃粉，轉為中火，煮 5～7 分鐘，要繼續拌炒（如有需要可再加些油）。
3. 食用前，加入新鮮的巴西里。
4. 搭配新鮮水果，或是用溫熱的墨西哥薄餅包住炒豆腐，再加上一點莎莎醬，就成了早餐捲餅。

# 薑黃豆腐炒鮮蔬

（可製作 4 份）

當你碰到一個忙碌的早晨，但又想要享用富有蛋白質、色彩、味道豐富的熱早餐時，這道食譜非常適用。也可以發揮你的創意，視自己的喜好調整食材。

## 材料

- 橄欖油 1 大匙
- 板豆腐 1 大塊，拍乾、壓碎
- 喜愛的新鮮或冷凍蔬菜 1 杯（如花椰菜、甜椒、洋蔥、蘑菇或番茄）
- 薑黃粉 1/8 小匙
- 洋蔥粉 1 小匙
- 鹽 1/2 小匙

## 作法

1. 將油放在炒鍋中，用中火加熱，加入豆腐拌炒約 3 分鐘。
2. 加入蔬菜、薑黃粉、洋蔥粉和鹽，拌炒約 5 分鐘或直到蔬菜變軟。
3. 加入調味料後即可上桌。

# 咖哩炒豆腐

(可製作 4 份)

這道菜是但以理禁食的美妙選擇之一，不但口味濃郁，還含有豐富的蛋白質和維生素。搭配新鮮水果，就成了可口的一餐。

**材料**

- 橄欖油 1 小匙
- 洋蔥 1 顆，切丁
- 大蒜 3 瓣，切碎
- 板豆腐 1 塊，瀝乾並壓碎
- 咖哩粉 1 小匙
- 薑黃 1/2 小匙
- 小茴香 1/2 小匙 ( 加不加都可以 )
- 適量的鹽和胡椒
- 番茄 2 顆，切丁
- 新鮮菠菜 1 把

**作法**

1. 將油放入平底鍋內，用中大火加熱，加入洋蔥和大蒜，炒 3 ～ 5 分鐘或直到洋蔥變軟。
2. 加入豆腐、咖哩粉、薑黃粉、小茴香、鹽、胡椒和番茄。煮 5 分鐘或直到豆腐變熱而且熟透，要經常拌炒。視需要可加入更多的油。
3. 加入菠菜，煮 1 ～ 2 分鐘，或直到菠菜變軟。
4. 起鍋後，趁熱食用。

# 酸甜番茄炒豆腐

(可製作 4 份)

這是一份可以運用在許多餐點中的超棒食譜，尤其是你喜歡番茄的話。原本平淡無味的蛋白質，因為加入番茄的酸甜而變得味道豐美！

**材料**

- 橄欖油 2 大匙
- 黃皮洋蔥 1 顆，切丁
- 青椒 1 顆，去籽後切一口大小的片狀
- 大蒜 2 瓣，切碎
- 板豆腐 1 塊，切成一寸大小
- 番茄汁 1 杯，番茄 1 顆，去籽切丁
- 大蒜粉、洋蔥粉各 1 小匙
- 煙燻液、薑黃粉各 1/2 小匙
- 醬油 1 大匙
- 小茴香粉 1/4 小匙
- 適量的鹽和胡椒

**作法**

1. 將油放入大平底鍋內，以中火加熱；炒洋蔥、青椒和大蒜約 3 分鐘，或直到洋蔥變軟。
2. 加入豆腐和番茄汁。滾煮直到青椒熟透。
3. 拌入番茄、大蒜粉、洋蔥粉、煙燻液、醬油、薑黃粉和小茴香，煮到所有的材料都受熱。視需要可添加更多的油。
4. 用鹽和胡椒調味。趁熱食用，可以搭配水果，或是用印度麥餅包起來，再淋上一些莎莎醬，就成了早餐捲餅。

# 馬鈴薯青蔥烘餅

（可製作4份）

這道菜需要花費一點時間，但它很適合當作但以理禁食期間的週末早餐。除了馬鈴薯外，我喜歡根據我的時間和手邊現有的食材來製作。如果想要快速完成，使用冷凍的馬鈴薯絲是個不錯的點子。我最喜歡的方式還是用新鮮的馬鈴薯切塊。

## 材料

- 橄欖油 1/4 杯
- 洋蔥 1 顆，切碎
- 蔥 4 ～ 5 根，將蔥白與蔥綠分開，都切段
- 大蒜 4 瓣，切碎
- 中型馬鈴薯 2 顆，擦絲（或用冷凍的馬鈴薯絲 2 杯）
- 鹽 2 大匙，分次使用
- 現磨黑胡椒 1/2 小匙，分次使用
- 板豆腐 2 塊，切塊
- 醬油 2 ～ 3 大匙

## 作法

1. 將烤箱預熱至 180 度。
2. 用中火加熱平底鍋內的油。加入洋蔥和蔥白，炒 2 ～ 3 分鐘，加入大蒜再拌炒 30 秒。
3. 將火轉大，加入馬鈴薯、1 小匙鹽和 1/4 小匙胡椒，翻炒 10 ～ 15 分鐘，直到馬鈴薯焦黃。
4. 將豆腐、醬油和剩下來的鹽和胡椒放入食物調理機，打至滑順。
5. 將豆腐糊和蔥綠倒入鍋中，並且和馬鈴薯拌炒。然後倒入一個抹過油的圓形烤模中。
6. 烤 30 ～ 40 分鐘，或直到中心凝固。將烤好的烘餅倒在溫熱的餐盤上就完成了。

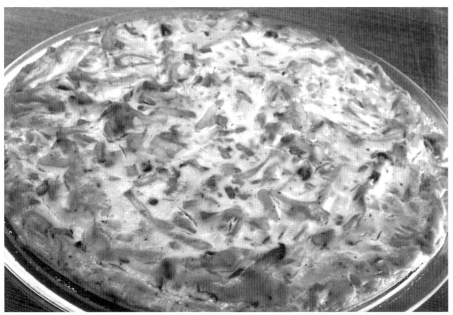

© Susan Gregory

## 家常香煎馬鈴薯

（可製作 4 份）

這道香噴噴的炸馬鈴薯，讓早餐變得飽足感十足。可以搭配炒豆腐、新鮮水果切片，或是黑豆莎莎醬。

### 材料

- 鹽水（用來煮馬鈴薯）
- 紅皮馬鈴薯 4 顆
- 橄欖油 3 大匙，分次使用
- 青椒 1 顆，去籽、切塊
- 黃皮洋蔥 1 顆，切塊
- 鹽 1 小匙
- 匈牙利紅椒粉 3/4 小匙
- 現磨黑胡椒 1/4 小匙
- 切碎的新鮮巴西里 1/4 杯

### 作法

1. 將一大鍋鹽水用大火煮滾。加入馬鈴薯煮到變軟，大約 15 分鐘（注意不要煮過頭）。瀝乾、放涼，然後切成半吋大小的塊狀。
2. 將 1 大匙橄欖油放在平底鍋內，以中大火加熱。加入洋蔥和青椒，炒至變軟，大約需要 5 分鐘。之後移入盤內，待用。
3. 將剩下來的 2 大匙橄欖油放入平底鍋內，以中大火加熱。加入馬鈴薯塊、鹽、匈牙利紅椒和黑胡椒。翻炒到馬鈴薯呈棕色，大約需 10 分鐘。
4. 加入洋蔥、青椒和巴西里，再炒 1 分鐘。
5. 依個人喜好調味，趁熱食用。

## 酸辣什錦捲餅

（可製作 4 份）

我的朋友德魯分享了這道食譜，因為這在他上一次進行但以理禁食時幫助良多。這道健康捲餅的蛋白質含量很高！

### 材料

- 橄欖油 1～2 大匙
- 切碎的黃皮或白皮洋蔥 1/2 杯
- 大蒜 2 瓣，切碎
- 糙米飯 2 杯
- 壓碎的板豆腐 1 杯
- 番茄 3 顆，去籽、切丁
- 切碎的香菜 1/2 杯
- 辣椒 2～5 根，去籽、切碎
- 新鮮萊姆汁 2 小匙
- 鹽 1 小匙
- 全麥墨西哥薄餅 4 片

### 作法

1. 將油放入平底鍋內，以中火加熱，加入洋蔥與大蒜，炒約 3 分鐘或至洋蔥變軟。加入糙米飯和豆腐，攪拌直到均勻受熱。
2. 拌入番茄、香菜和辣椒，攪拌直到所有的食材都均勻受熱。
3. 上桌前，將食材拌入萊姆汁和鹽，均勻分布在墨西哥薄餅的餅皮上，捲起來即可。

# 精力湯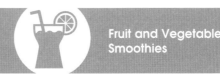

精力湯是很受歡迎的方便餐點，也是攝取重要營養成分的有效方式。這裡提供幾道食譜，但是你在設計精力湯時，可以盡情發揮創意，不要受限。盡可能地採用在地生產的有機蔬果。如果沒有在地的蔬果，可以考慮購買冷凍蔬果，因為它們的營養價值往往比那些在成熟前就被採摘下來，儲放很久才運送到商店的蔬果好。

以下是製作一杯優質精力湯的技巧：

1. 完美精力湯的關鍵在於，新鮮水果、冷凍水果和果汁的比例要正確（見食譜）。
2. 想讓味道更均衡，可以混合使用酸味和甜味的水果。
3. 冷凍水果用得越多，精力湯就越濃稠。可以加入冰塊、豆漿或是果汁，讓精力湯變得稀一些。
4. 如果不想要精力湯變得太淡，可選擇果汁或是豆漿來降低濃度。
5. 新鮮的水果和果汁比較容易混合，製作出來的精力湯也較均勻。
6. 亞麻子粉是很棒的纖維來源，而且不會改變精力湯的味道。
7. 如果你計畫要經常製作精力湯，值得投資一台好的果汁機。
8. 如果你計畫將蛋白粉加入精力湯中，要先確認成分中沒有乳製品、甘味劑或是化學成分。在攪拌的最後才加入蛋白粉，否則精力湯會起泡。
9. 用果汁機打完後，加入粗略切過的冷凍葡萄，作為「甜冰塊」。
10. 精力湯搭配一小把生堅果食用，就是快速有營養的早餐了。

　　健康的早餐是一天中最重要的一餐,也是展開一天的關鍵。發揮創意,成為精力湯專家!

## 當季水果精力湯 (可製作 1 份)

這個基本款的水果精力湯,只要和你最喜歡的當季水果搭配,就是很棒的早餐選項。

### 材料

- 無糖豆漿或嫩豆腐 1 杯
- 成熟的香蕉 1 根,切段
- 你喜愛的新鮮或冷凍水果 1/2 杯(例如草莓、水蜜桃、去核櫻桃)
- 肉桂粉 1 撮
- 冰塊 2 ～ 3 塊

### 作法

1. 將所有的原料(除冰塊以外)放入果汁機,打到滑順。
2. 逐漸加入冰塊,直到達到適當的濃稠度。
3. 冷食。

# 草莓燕麥精力湯

（可製作 2 份）

將豆漿和燕麥加入早餐精力湯中，是一種將更多蛋白質和纖維加入餐點中的創意十足的方式，而且蛋白質和纖維都是重要的健康飲食要素。

**材料**

- 無糖豆漿 1 杯
- 燕麥片 1/2 杯
- 香蕉 1 根，切段
- 新鮮或冷凍草莓 14 顆
- 香草精 1/2 小匙
- 蘋果或鳳梨汁 2 大匙

**作法**

1. 將豆漿、燕麥、香蕉和草莓放入果汁機中。
2. 加入香草和足夠的冰塊以達到適當的濃稠度，打至滑順。
3. 倒入杯中即可飲用。

**善用食材
增加營養**

豆漿含有豐富的蛋白質，燕麥則含有許多人體必需的纖維。善用這兩樣食材，就能讓精力湯的營養大大加分。最棒的一點是，草莓和它們的味道很搭！

# 莓果香蕉精力湯

（可製作 1 份）

這個精力湯較為清淡，但是飽足感十足。如果想要添加更多的營養素，可以考慮加入新鮮或是冷凍菠菜。最棒的是你從中吃不出菠菜的味道，藍莓的深色也會把菠菜的綠色完全遮掩掉。

**材料**

- 熟香蕉 1 根，切段
- 冷凍藍莓 1 杯
- 無糖杏仁奶、米漿或是豆漿 1 杯
- 亞麻子粉 1 大匙
- 肉桂粉 1/2 小匙（加不加都可以）
- 新鮮或冷凍菠菜 1/2 杯（加不加都可以）
- 冰塊 2 ～ 3 個

**作法**

1. 將香蕉、藍莓、杏仁奶、亞麻子粉、肉桂粉和菠菜（如果要加的話）放入果汁機，打至滑順。
2. 加入冰塊直到達到適當的濃稠度。

## 熱帶水果豆腐精力湯 （可製作 4 份）

這是另一個全家早餐的選項。你可以隨意改變其中所使用的食材，以符合個人的口味。

**材料**

- 新鮮或冷凍水果 1 杯（例如芒果、木瓜或鳳梨）
- 蘋果汁 3 杯，瓶裝或是濃縮果汁皆可
- 嫩豆腐 1 杯
- 檸檬汁 1/4 杯
- 冰塊 12 個（或是達到適當濃稠度的數量）

**作法**

1. 將水果、蘋果汁、檸檬汁、豆腐和幾塊冰放入果汁機中，打至滑順。
2. 加入冰塊直至到達適當的濃稠度。

## 東印度芒果奶昔精力湯 （可製作 4 份）

芒果優格奶昔是印度常見的精力湯，主要的成分是優格。這道食譜採用豆腐、芒果和柳橙汁，再加上一點檸檬汁來模擬優格熟悉的酸味，相當地接近傳統的奶昔。你也可以使用鳳梨或是其他熱帶水果來取代芒果，來製作這道健康的液體餐點。

**材料**

- 新鮮或冷凍芒果丁 1 杯
- 無糖柳橙汁 3 杯
- 嫩豆腐 1 杯
- 檸檬汁 3 大匙
- 冰塊 12 個（或是達到適當濃稠度的數量）

**作法**

1. 將芒果、柳橙汁、豆腐、檸檬汁和 6 個冰塊放入果汁機中，打至滑順、起泡。
2. 加入更多的冰塊，直至適當的濃稠度。打完後，立刻飲用。

主菜　Main Dishes

　　午餐和晚餐需要計畫與準備的時間，但是你可以採取一個省時的作法：一次烹調雙份，冷凍起來以後吃，或是一週安排一天作為「烹調日」，一次準備、儲存好幾餐的分量。

　　一次計畫好一週的餐點，可以幫你省下許多時間。善用你待在廚房裡的時間，多工進行。此外，這段時間正是聆聽你喜愛的聖經章節或音樂、詩歌的最佳時機。我在廚房有台小型的音樂播放器，專門在我準備餐點或是清理時使用。不但能讓時間過得飛快，還能同時達到學習與靈修的效果。

## 簡便速成義大利麵　　（可製作 6 份）

這道迅速又簡單的料理，很適合在時間不多、大家肚子都很餓的夜晚製作！也可以搭配青蔬沙拉食用。

**材料**

- 未煮的全麥義大利麵 1 磅
- 去皮、切碎、去籽的番茄 2 杯（約需 5 顆中型番茄）
- 仿菲達起司醬 1 杯（食譜見 220 頁）
- 切碎去籽的黑橄欖 1/2 杯
- 酸豆角 1/4 杯
- 初榨橄欖油 1 1/2 大匙
- 鹽 3/4 小匙
- 黑橄欖 1/2 小匙
- 大蒜 4 瓣，切末

**作法**

1. 在將義大利麵下鍋之前，先把番茄扔進滾水中 20 秒，以方便去皮；用漏勺撈出，在冷水下沖洗，即可迅速地去皮。
2. 根據包裝說明煮麵，不要加鹽和油。瀝乾。
3. 將番茄和剩下來的材料放入大碗中。加入麵，攪拌均勻立刻上桌。

# 什錦西班牙鍋飯

（可製作 6 份）

我愛鍋飯（Paella）！這是一道以米飯為基礎、善用各種剩菜的主菜，而這道菜餚的豐富滋味正是它的魅力！

「鍋飯」這個名稱有個迷人的由來。據說在十五世紀的時候，西班牙經歷過一段很艱苦的時代。大家都沒什麼東西可吃，所以參加婚禮時，每個人都會帶一點食物「放入鍋中」，為新娘一家人提供更多的餐點。

大家提供的不外乎是一些飯、幾種蔬菜、一點雞肉，或是拿得出手的任何食物。婚禮賓客會在把食物遞給新娘雙親時說「Para ella」，意思是「給她的」，表示這是要送給新娘的。所有的食物都放入一個大鍋中，然後大家一起享用。

雖然「鍋飯」這個字的來源還有其他不同的說法，但是上述這個故事是那麼美好，我每次做這道菜的時候都會想起來。

你可以照著食譜做，或是發揮創意加入你和家人喜歡的食材。當你添加不同的食材進去時，要先考量它們的顏色、口感和味道。

## 材料

- 橄欖油 3 大匙
- 切碎的洋蔥 1 杯
- 長形的糙米 1 杯
- 大蒜 2 瓣，切末
- 小茴香粉 1 小匙
- 煮熟帶汁的番茄罐頭 1 罐（15 盎司）
- 素高湯 1 又 1/2 杯
- 番茄乾 1 杯，切成條狀
- 花豆罐頭 1 罐（15 盎司），沖水瀝乾
- 紅粉豆罐頭 1 罐（15 盎司），沖水瀝乾
- 鷹嘴豆罐頭 1 罐（15 盎司），沖水瀝乾
- 櫛瓜 1 杯，切成小丁
- 冷凍玉米粒 1 杯
- 適量的鹽
- 切碎的香菜 1/4 杯
- 切成細末的紅甜椒 2 大匙
- 去籽並切成細末的辣椒 2 小匙

## 作法

1. 將油放入平底鍋內，以中火加熱，放入洋蔥炒約 5 分鐘或直到呈金黃色。
2. 調成中小火，拌入米、大蒜和小茴香並且攪拌 1 分鐘，均勻混合所有材料，開始煮飯。
3. 加入番茄、素高湯和番茄乾，加熱至沸騰。攪拌以確保均勻混合；蓋上鍋蓋，用中小火煮 15 分鐘。
4. 在碗中將豆子、鷹嘴豆、櫛瓜和玉米拌勻。加入鍋中拌勻。將火轉小，蓋上鍋蓋，再煮約 10 ～ 15 分鐘，或直到米粒變軟。
5. 裝盤前先用鹽調味，上面撒上香菜末、甜椒末還有辣椒末。

# 紅醬烤包心菜捲

（可製作 6 份）

這道菜的味道非常豐富，不但富有營養，而且製作過程也很有趣！在捲包心菜的時候，可以和孩子一起嘗試，品嘗親子同樂的趣味，但請注意避免讓孩子碰到烤箱。這道菜可以搭配克莉絲汀薑黃飯一起吃，再加上一道沙拉，就成了令人垂涎的一餐。

## 材料

- 包心菜葉 12 片
- 橄欖油 2 大匙
- 切片蘑菇 1/2 磅
- 切碎的洋蔥 1 杯
- 糙米飯 1 杯
- 白豆罐頭 1 罐（15 盎司），沖水瀝乾
- 擦絲的胡蘿蔔 1 杯
- 切碎的巴西里 2 大匙
- 壓碎的奧勒岡葉 1 小匙
- 胡椒 1/2 小匙
- 植物油（抹烤盤用）
- 番茄泥罐頭 1 罐（15 盎司）
- 義大利香料 1 小匙

## 作法

1. 將烤箱預熱至 180 度。
2. 將一大鍋熱水煮開；將包心菜葉煮軟，約需 2 分鐘，然後瀝乾，放涼。
3. 油放入大平底鍋內，以中火加熱；將蘑菇與洋蔥炒軟。
4. 加入飯、豆子、胡蘿蔔、巴西里、奧勒岡葉、鹽和胡椒，輕柔攪拌直到均勻。
5. 用油刷在一個 1 公升容量的淺烤盤內。
6. 將混合料放在包心菜葉上，捲起放入烤盤中。葉緣要放在下方。
7. 用鋁箔紙把包心菜捲包起來，放入 180 度烤箱內，烤約 30 分鐘。
8. 在小鍋中加熱番茄泥和義大利香料，必須經常攪拌以免沾鍋。
9. 將熱醬汁淋在包心菜捲上，即可上桌。

**善用準備時間！**

這是一道需要數個準備步驟的菜餚，製作時間比其他食譜略長，你可以利用準備餐點的時間祈禱、背誦經句、默想聖經或是聆聽詩歌、音樂。你會發現時間過得飛快，過程更加豐富，還讓你獲益匪淺！

主菜

# 蔬菜豆腐咖哩

（可製作 6 份）

豆腐為這道菜增添不少蛋白質，一起來享受這道營養、色彩、風味和口感都很豐富的餐點吧！

## 材料

- 椰子油 2 大匙
- 紅皮洋蔥 1 顆，切成粗條
- 大蒜 2 瓣，切末
- 櫻桃番茄 12 顆，切半
- 蔥 2 根，斜切成 1/4 吋的長段
- 胡蘿蔔 2 根，去皮，切成 1/4 吋厚的斜片
- 甜菜 2 顆，去皮，切成 1/4 吋的丁
- 板豆腐 1 塊，切成 1 吋見方的塊
- 咖哩粉 2 小匙
- 碎辣椒片 1/2 小匙
- 辣椒 1 根，切末（加不加都可以）
- 適量的鹽和胡椒
- 櫛瓜 1 小根，切成 1/2 吋厚的斜片
- 椰漿 1 罐（400ml）
- 水 1/4 杯
- 金針菇 1 包（85g），修剪並且分為小簇
- 新鮮萊姆汁 1 大匙
- 略切的香菜 1/4 杯
- 糙米飯 3 杯

## 作法

1. 將油倒入較深的大型平底鍋內，用中火加熱；加入洋蔥、大蒜、番茄、蔥、紅蘿蔔和甜菜根，炒約 3～5 分鐘，或直到蔬菜開始變軟。
2. 加入豆腐、咖哩粉、辣椒片、辣椒末、鹽和胡椒，攪拌讓蔬菜上面均勻地覆蓋油和香料。加蓋煮 15 分鐘，偶爾攪拌直到洋蔥變軟、蔬菜開始出水。
3. 拌入櫛瓜、椰漿、水、蘑菇和萊姆汁。加蓋繼續煮 10 分鐘，偶爾攪拌直到甜菜根剛好煮透。拌入香菜。
4. 將飯放在碗中。在飯的周圍淋上豆腐、咖哩蔬菜和湯汁。

**使用辣椒要注意！**

直到我因為切辣椒而使雙手痛得像被灼燒一樣之前，我從來沒有想到要用什麼方法來對抗火辣的辣椒油。然後事情就發生了！相信我，這一點都不好玩！辣椒油會滲入皮膚中，洗都洗不掉！所以現在要用新鮮辣椒做菜時，我會使用烹調用的聚乙烯手套。讓辣椒油不至於滲入皮膚中，那可是非常疼痛的經驗。

# 中式炒時蔬

（可製作6份）

在這道源自於中國北方的菜餚中，原本是由豬肉來負責提供蛋白質，但是這道食譜是「素食版」的，非常適合在但以理禁食期間享用，也是一道能為你的禁食計畫增色的好菜。可以搭配印度麥餅或是印地安大餅一起吃。

主菜

**材料**

- 麻油 2 小匙
- 蔥 3 根，切絲
- 白菜 3 杯，切絲
- 紅甜椒 1 顆，切絲
- 胡蘿蔔 2 根，切絲
- 蘑菇 3/4 杯，切薄片
- 豆芽 3/4 杯
- 板豆腐 1 塊，壓碎
- 新鮮薑末 3 小匙
- 大蒜 2 瓣，切末
- 天然釀造醬油 2 大匙
- 自製素海鮮醬 1 份（食譜見下方）
- 印度麥餅 6 張

**作法**

1. 將麻油放在炒菜鍋或大平底鍋內，用中大火加熱；加入蔥、白菜、甜椒、胡蘿蔔和蘑菇；翻炒蔬菜 3 ～ 4 分鐘或直到爽脆。
2. 加入豆芽、豆腐、薑末，繼續炒 2 ～ 3 分鐘，直到豆芽變軟。拌入醬油。
3. 裝盤，用湯匙將海鮮醬淋在麥餅的中央。上面放上大量的蔬菜，捲起來即可食用。

**素海鮮醬的作法**

（可製作 4 份）

這就是搭配中式炒時蔬的醬汁。你可以大量製作，然後放在冰箱裡冷藏。

材料

- 醬油 4 大匙
- 純花生醬或是黑豆糊 2 大匙
- 濃縮蘋果汁 1 大匙
- 白醋 2 小匙
- 大蒜粉 1/8 小匙
- 麻油 2 小匙
- 中式辣椒醬 20 滴
- 現磨黑胡椒粉 1/8 小匙

作法

1. 將所有的材料放入碗中拌勻。
2. 和炒時蔬搭配食用。剩下的醬汁可放入密封盒中冷藏。

# 黑豆玉米鑲甜椒

（可製作 4 份）

我們習慣以雞肉、牛肉、豬肉等肉類作為主菜，這使我們面臨一項挑戰，要在但以理禁食期間準備一些能產生飽足感的食物。幸好，這道食譜絕對符合要求！豆子與玉米所形成的完整蛋白質，是這樣地令人滿足！這道菜在隔夜食用會更加美味，因為味道會充分地滲入食材之中。

## 材料

- 黑豆罐頭 2 罐（各 15 盎司），瀝乾
- 糙米飯 3 杯，分次使用
- 冷凍玉米粒 1 杯，退冰
- 蔥 2 根，切段
- 香菜 1/4 杯，切碎
- 特級橄欖油 2 大匙
- 新鮮檸檬汁 2 大匙
- 大蒜 1 瓣，切碎
- 適量的鹽和胡椒
- 大型甜椒 2 ～ 3 個，剖半並去籽
- 純蔬菜汁或番茄汁 2 杯

## 作法

1. 將烤箱預熱至 180 度。
2. 在大碗中，輕輕地將黑豆、一杯糙米、玉米粒、蔥、香菜和橄欖油、檸檬汁和大蒜末拌勻。用鹽和胡椒調味。
3. 將剖半的甜椒放在大的玻璃烤盤中，填滿豆子和糙米的混合餡料。
4. 小心地在鑲好餡料的甜椒上淋一些汁，不要把鑲填物給弄壞了。將剩餘的汁液倒入烤盤中。用鋁箔紙包起來，烤 45 ～ 60 分鐘。
5. 擺盤。每盤放上 1/2 杯糙米，淋上一些烤盤中的汁液，然後將鑲甜椒放在米上。
6. 完成，趁熱食用。

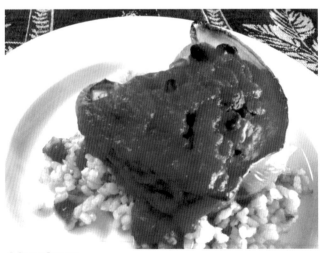

© Susan Gregory

# 印度風味鑲甜椒

（可製作 4 份）

我覺得鑲甜椒是午餐或是晚餐主菜的最佳表現方式。它們顏色豐富、外型小巧漂亮，而且上菜方便！這道食譜帶有印度風味，如果你喜歡口味濃郁的菜餚，這道菜絕對是餐桌上的贏家。

**主菜**

## 材料

- 大馬鈴薯 2 顆，去皮、煮熟、壓成泥
- 切碎的菠菜 1 又 1/2 杯（我喜歡用冷凍菠菜，包起來的那一種，使用方便又不影響風味，使用前需要先解凍）
- 糙米飯 1 又 1/2 杯
- 新鮮薑末 3 大匙（喜歡濃郁口味就不要去皮）
- 印度什香粉 1 大匙和 1 小匙
- 辣椒片 1/4 小匙
- 鹽 1 小匙
- 甜椒 4 顆（選擇紅、黃、菊和綠各一）

## 作法

1. 預熱烤箱至 220 度。
2. 將馬鈴薯泥、菠菜、飯、薑末、印度什香粉、辣椒片和鹽放入大碗中攪拌均勻。
3. 清洗甜椒，將頂端切除。然後將甜椒的籽和內膜刮除。
4. 在每顆甜椒內塞入 1/4 份的馬鈴薯、菠菜、飯的混合餡料，必要時可以塞到突起。
5. 將甜椒放在烤盤中，烤 40 ～ 45 分鐘，或直到甜椒變軟。
6. 趁熱食用。

**印度什香粉哪裡找？**

印度什香粉是數種香料的混合，其中包括了小茴香粉、胡荽子粉、荳蔻粉、胡椒粉、肉桂粉、生薑粉、丁香粉……等等，這種又香又辣的綜合香料在北印度和其他的南亞國家非常普遍，加在料理中非常提升食慾。

在大多數超市中都可以購得。你可能要在販售天然食材或是香料與茶的架上尋找。如果找不到，可以找找當地的健康食品商店（編注：台灣店家比較難買到，可透過網路購買）。當然，也可以自製，我在 218 頁提供了一個簡單的食譜。

# 牧羊人派

（可製作 6 份）

這道熱騰騰的菜餚，搭配上簡單、淋了一點醬汁的青蔬沙拉，就成了全家都可以一起享用的中餐或晚餐！可以和一同進餐的人分享這道菜的菜名，並且討論我們的牧者（牧羊人）和他對每個一同進餐之人的愛。如果你有孩子的話，鼓勵他們分享一、兩個牧者耶穌的特質。

## 材料

- 植物油 2 大匙（如果使用砂鍋就可加可不加）
- 洋蔥 1 顆，切碎
- 大蒜 3 ~ 4 瓣，切末
- 芹菜 2 根，切丁
- 切碎的胡蘿蔔 2 杯
- 馬鈴薯 4 ~ 5 顆，去皮切成小塊
- 鷹嘴豆罐頭 1 罐（約 15 盎司）
- 月桂葉 1 片
- 燉番茄罐頭 1 罐（約 15 盎司）
- 番茄泥罐頭 1 大罐（約 28 盎司）
- 適量的鹽與胡椒

### 馬鈴薯泥淋醬的材料
- 小馬鈴薯 6 顆，去皮切成 2 寸大小
- 2 大匙橄欖油
- 小洋蔥 1/2 顆，切碎
- 大蒜 2 瓣，去皮切末
- 無糖豆漿或是米漿 1/2 杯
- 素高湯 1/2 杯
- 適量的鹽與胡椒
- 匈牙利紅椒

## 作法

1. 可以用慢鍋來製作這道食譜中燉料的部分。只要把材料加入慢鍋中，然後按照說明書烹煮即可（通常是以高溫煮 6 ~ 12 小時）。

2. 在爐子上製作，先將油放入大鍋中以中火加熱。加入洋蔥、大蒜，翻炒約 3 ~ 4 分鐘。加入芹菜和胡蘿蔔，再炒 3 ~ 4 分鐘（加一點水以免燒焦）。

3. 加入馬鈴薯、鷹嘴豆、月桂葉、燉番茄和番茄泥。小火滾煮直到蔬菜全部變軟，大約需 30 分鐘。

4. 以鹽和胡椒調味。

5. 在煮燉料時，開始準備馬鈴薯泥淋醬，先煮馬鈴薯。

6. 將油放入大平底鍋內，用中火炒洋蔥和大蒜直到變軟。慢慢地加入豆漿或是米漿和素高湯，加熱至滾。等到馬鈴薯煮好後，瀝乾後放回鍋中。將豆漿和蔬菜高湯混合液倒入鍋中，然後將馬鈴薯搗至滑順，用鹽和胡椒調味。

7. 等到燉料煮好後，倒入一個大砂鍋中。將馬鈴薯淋醬均勻地淋在上面，撒上匈牙利紅椒粉。

8. 將烤箱加熱，將牧羊人派放在距離上火約 6 ~ 8 吋高的位置，直到烤成金黃色。趁熱食用。

# 黑豆糙米鑲甜椒

（可製作 4 份）

住在加州的柯斯塔梅莎的佩姬，應該開一間餐廳來提供這道好吃的餐點！我是透過臉書認識佩姬的，她經常在但以理禁食粉絲團上面提供食譜。這道食譜是她的最愛，也是我的最愛！

最近，佩姬在但以理禁食中得到的幫助和領悟讓我非常感動，她說：「蘇珊，你的這本書成為我和先生一起進行但以理禁食的範本。依照書中的建議，我每天排出時間靜坐，讓自己遠離世俗的瑣事。我也閱讀聖經和書末的21天靈修課，並且獲得嶄新的洞見。我對健康食品的熱情也被重新點燃了！我不斷地創造新的但以理禁食食譜，我和先生都在禁食中專注於特定的目標，更重要的是在我的身、心、靈都同時得到了滋養。」

## 材料

- 黑豆 2 杯，沖洗瀝乾
- 糙米飯 1 杯
- 芥花油 1/2 大匙
- 中型紅皮洋蔥 1/2 顆，切碎
- 大蒜 2 瓣，切末
- 辣椒 1 根，去籽切末（適量即可）
- 小茴香粉 1/2 杯
- 猶太鹽和現磨黑胡椒
- 黑橄欖 6 ～ 8 顆，切碎
- 大紅椒 2 顆，剖半，去籽和蒂頭
- 素高湯或是番茄汁 2 杯
- 切碎的新鮮香菜 1/4 杯

## 作法

1. 在碗中將豆子和糙米拌勻，待用。
2. 將小平底鍋放在中火上，炒洋蔥、大蒜和辣椒直到變軟。
3. 加入小茴香再炒約 30 秒，用小撮鹽和胡椒調味。
4. 將炒好的蔬菜拌入豆米混合餡料中，再拌入切碎的黑橄欖。
5. 將攪拌好的餡料分別填入四個切半的甜椒中，將甜椒放在厚底鍋中，需要緊緊地卡住。倒入高湯或番茄汁，直到甜椒高度的一半。
6. 蓋上鍋蓋，用小火滾煮 45 分鐘或直到甜椒變軟，湯汁變得略稠。在煮的過程中，偶爾在甜椒表面的填料上面刷上汁液，以保持填料的濕潤。
7. 上桌前，撒上切碎的香菜，這道主菜可以搭配烤櫛瓜或是酪梨醬食用，全部放在鋪滿生菜葉的大盤上。

# 彩蔬烤藜麥

（可製作 6 份）

藜麥看起來像某種穀子，其實是甜菜和菠菜的遠親的種子，這個種子含有豐富的蛋白質和纖維。藜麥最大的優點，就是包含了製作完整蛋白質時必備的胺基酸，是絕佳的肉類替代品。再加上多彩的蔬菜，這道菜絕對會贏得你的心。

## 材料

- 藜麥 1 杯
- 葡萄乾 1/4 杯
- 生葵花子 1/4 杯
- 月桂葉 2 片
- 橄欖油 2 大匙
- 芹菜丁 1 杯
- 中型胡蘿蔔 2 根，切丁
- 小櫛瓜 2 根，切丁
- 胡荽 1 小匙
- 辣椒粉 1 小撮
- 乾生薑 1/2 小匙
- 肉桂粉 1/2 小匙
- 小茴香粉 1/2 小匙
- 鹽 1/2 小匙
- 現磨黑胡椒
- 滾水或素高湯 1 又 1/2 ～ 1 又 3/4 杯（如果用慢鍋或是砂鍋，用量要減少）
- 切碎的巴西里或是香菜 1/4 杯，作為裝飾

## 作法

1. 浸泡藜麥約 1 小時，用水沖直到水澄清，瀝乾。
2. 將烤箱預熱至 180 度。
3. 將油放入平底鍋內，以中火加熱，放入芹菜炒至成透明。加入胡蘿蔔，再炒 5 分鐘，加入櫛瓜，繼續炒約 1 分鐘。
4. 加入胡荽、辣椒、生薑、肉桂、小茴香、鹽和胡椒，根據自己的口味調整味道。加入藜麥、葡萄乾、葵花子和月桂葉。攪拌直至均勻，繼續煮到蔬菜變軟，大約需要 3 分鐘。
5. 將藜麥、蔬菜混合，倒入 3 ～ 4 公升容量的有蓋砂鍋中。加入滾水或素高湯，加蓋。
6. 烤約 20 分鐘或直到水分被吸收。
7. 移除月桂葉。
8. 上桌前，用巴西里或香菜末裝飾。

**瘦身食品界的新寵兒**

藜麥是最近歐美非常熱門的食物，外觀看起來像小米，營養價值卻遠勝一般穀類。它的蛋白質含量很高，醣份卻很低，而且具有嚼感，所以在健康、瘦身食品中受到極度歡迎。

# 香炒時蔬配藜麥 （可製作 4 份）

無論是否在禁食期間，我都喜歡這道營養豐富、味道十足而且色彩鮮豔的食譜！可以輕鬆地製作雙倍的分量，然後當作午餐或是以後的餐點。這道餐點可以在室溫下食用，所以如我女兒所說，剩菜可以輕鬆地改頭換面重新出現。很適合作為隔日的午餐。

主菜

## 材料

- 板豆腐 1/2 磅，瀝乾，切成 1/2 吋的片狀
- 花椰菜 2 杯，切小朵
- 適量的鹽和胡椒
- 醬油 1 大匙
- 魚露（或醬油）1 大匙
- 麻油 2 小匙
- 大蒜末 1 大匙
- 生薑末 1 大匙
- 芥花油 2 大匙
- 芹菜梗 1 根，切碎
- 中型紅甜椒 1 顆，切成細條
- 包心菜 3/4 磅，切成 1 寸長
- 蔥 1 把，切斜薄片
- 煮熟的藜麥 5 杯（未煮的生藜麥 1 又 1/3 杯）

## 作法

1. 將豆腐片放在兩張廚房紙巾之間。
2. 將水煮開，將豆腐切成 1/2 吋的大小。將花椰菜放入滾水中汆燙約 1 分鐘。立刻移入冰水中。瀝乾。
3. 將醬油、魚露和麻油放入小碗中調勻。將大蒜和生薑放在另一個小碗中。
4. 將平底鍋或是中華炒鍋放在中火上加熱，直到滴入鍋中的水會立即蒸發。用 1 大匙的油將鍋的表面覆蓋住。加入豆腐，將火轉為中火翻炒 1～2 分鐘，直到開始變成金黃色。加入大蒜和生薑，翻炒不要超過 10 秒鐘。加入芹菜、甜椒、包心菜拌炒 1 分鐘。加入青花再拌炒 1 分鐘。
5. 淋入剩下來的油，然後加入青蔥、藜麥和醬油的混合。拌炒 1 分鐘，直到食材都均勻受熱。

# 湯　品　　Soup and Stews

　　無論是清湯或是濃湯，都是但以理禁食的菜單中，適合用於午餐和晚餐的好搭擋。

　　大多數的食譜都很容易製作，而且可以迅速完成，不但營養、味道豐富，享用的感覺也非常美好。我發現製作雙倍分量很有幫助，這樣子可以將其中一份放在冰箱裡冷凍，留到以後再吃。我也會冷凍單份的湯品，在午餐時享用。

　　你可以按照食譜製作，或是做點變化，加入其他你和家人喜歡的食材進行調整。

　　順便一提，你是否知道喝湯也有助於減重？因為喝湯比較花時間，而且湯的成分大多是水，而不是扎實的食材。我們的身體配備著發訊系統，告訴大腦我們是否已攝取足夠的食物，但是這個訊息需要二十分鐘的傳遞時間。所以，我們慢慢地吃，就是給這個上帝創造的系統足夠的時間去正常運作。如果我們吃得太快，就是代替這個系統決定吃下去的量，而我們往往吃下太多的卡洛里。湯品可以滿足我們的「飲食需求」，讓身體能夠按照上帝的設計運作。

　　當我們習慣性地吃過量，我們的感官就會對大腦傳送出來的「你已經吃夠，該停止了」的訊號失去敏感度。但以理禁食可以幫助我們恢復這個身體內建的控制系統。

湯

品

**TIPS**

### 最佳幫手：電動攪拌棒

在製作湯品的時候，電動攪拌棒是個很棒的工具。許多食譜書都會要求大家使用果汁機或是食物調理機，來把湯打得更細，但是，把滾燙的湯從鍋中倒入另一台機器裡，很容易弄得髒亂，同時也有危險性。比起來，很像是棒狀果汁機的電動攪拌棒，會是更好、更安全的選擇。

### 如何使用攪拌棒？

要使用時，只要將電動攪拌棒插入湯中，按下啟動，就可以打到你高興為止（我喜歡在湯中留下一些豆子，不要打得太細），然後關上攪拌棒，從湯中取出，迅速地在清水或是肥皂水中攪拌一下，沖乾淨就可以了。我的電動攪拌棒還附有一個攪拌杯和蓋子，很方便用來製作精力湯。

# 黃金胡蘿蔔湯

（可製作 6 份）

甜甜的胡蘿蔔，可以製作出美味、全家都能享用的湯。這道湯很適合冷凍，等到湯慢慢冷卻之後，將湯舀入夾鏈袋中，平放在冷凍庫裡，之後就可以在午餐或是其他時候享用。

## 材料

- 橄欖油 1 大匙
- 洋蔥 1 大顆，切碎
- 芹菜 3 根，切碎
- 切碎的大蒜 1 小匙
- 切片的胡蘿蔔 4 杯
- 義大利香料 1 小匙
- 乾羅勒 1 小匙
- 素高湯 1 公升
- 鹽 1 小匙
- 現磨黑胡椒 1/2 小匙
- 義大利巴西里，作為裝飾

## 作法

1. 將橄欖油放入鍋中，以中火加熱。加入洋蔥、芹菜、大蒜、胡蘿蔔、義大利香料和羅勒，翻炒約 10 分鐘。
2. 倒入素高湯，加蓋，小火滾煮約 25 分鐘或直到胡蘿蔔變軟。
3. 將一半熱湯倒入果機機內，打至滑順。然後再打另一半的湯。或是用攪拌棒直接在湯鍋中打至滑順。
4. 用鹽和胡椒調味，舀入碗中，撒上巴西里作為裝飾。

143

# 原味黑豆濃湯 （可製作6份）

這道食譜很適合當成午餐或是晚餐，也很適合冷凍儲藏，等以後再吃。我通常是用罐頭豆子製作，這麼做又迅速又簡單。但是你喜歡的話，也可以從乾豆子開始烹調。如果你打算一口氣製作很多黑豆濃湯的話，可以考慮買一支電動攪拌棒，這樣製作起來可以省很多時間，也比較容易清理。

## 材料

- 橄欖油 1 大匙
- 切末的洋蔥 3/4 杯
- 切末的大蒜 1 小匙
- 切末的芹菜 3/4 杯
- 切末的辣椒 2 小匙
- 黑豆罐頭 2 罐（各 15 盎司），瀝乾
- 帶汁的番茄丁罐頭 1 罐（15 盎司）
- 水 2 杯
- 小茴香粉 1 小匙
- 鹽，現磨黑胡椒和適量的辣椒片

## 作法

1. 用中火加熱橄欖油，加入洋蔥和大蒜，拌炒約 2 分鐘。
2. 加入芹菜和辣椒，並且加熱 1 ～ 2 分鐘。離火，待用。
3. 將一罐黑豆、半罐番茄丁和所有的水放入大鍋（如果你使用電動攪拌棒的話）或果汁機中，打至滑順。
4. 將濃稠的豆湯、剩下來的豆子、番茄以及洋蔥、大蒜、芹菜和辣椒都放入鍋中。拌入小茴香粉，用鹽和胡椒調味，撒上適量的辣椒片。
5. 加蓋，用中火滾煮直到均勻受熱，將火轉小，調整鍋蓋讓蒸汽洩出，再續滾 20 分鐘。趁熱食用。

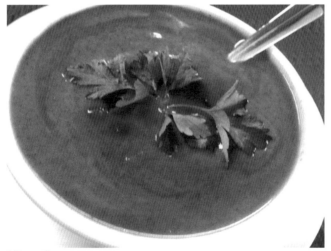

© Susan Gregory

# 簡便慢鍋蔬菜湯

（可製作 4～6 份）

這是在離家前就可以下鍋，然後回家時就可以吃的絕佳食譜。搭配自製的扁麵包或是脆片，再加上一道鮮綠沙拉，就成了營養又美味的一餐。

**材料**

- 切丁的帶汁番茄罐頭 2 罐（各 15 盎司）
- 番茄糊罐頭 1 小罐（6 盎司）
- 番茄泥罐頭 1 罐（15 盎司）
- 玉米粒罐頭 1 罐（15 盎司），瀝乾
- 敏豆罐頭 1 罐（15 盎司）
- 馬鈴薯罐頭 1 罐（15 盎司），瀝乾
- 豌豆仁罐頭 1 罐（15 盎司），瀝乾
- 切片胡蘿蔔罐頭 1 罐（15 盎司），瀝乾
- 中型洋蔥 2 顆，切碎
- 大蒜 1 瓣，切末
- 義大利香料 1 大匙
- 月桂葉 4～5 片
- 適量的鹽和現磨的黑胡椒

**作法**

1. 輕輕地將番茄、番茄糊、番茄泥、玉米粒、敏豆、馬鈴薯、豌豆仁、胡蘿蔔、洋蔥、大蒜、義大利香料和月桂葉放入慢鍋中，或是大湯鍋中。
2. 視需要加入可以覆蓋住材料的水，加蓋，在慢鍋中煮 3～4 小時，或是在爐火上小滾。
3. 上桌前，用鹽和胡椒調味。

# 咖哩奶油南瓜湯

（可製作 4 份）

製作方法很簡單，完成之後，灑下烤過的南瓜子，可以增添湯的口感，視覺上更挑動味蕾。

**材料**

- 大奶油南瓜 1 顆，去皮、去籽，切成一寸大小
- 切碎的青蔥 1/4 杯
- 咖哩粉 2 大匙
- 橄欖油 3 大匙
- 適量的鹽和胡椒
- 蔬菜高湯塊 1 塊，用 2 杯熱水融化

**作法**

1. 放入中鍋，滾煮直到奶油南瓜變軟。
2. 瀝去大部分的水，在鍋中留下 1 吋高的水分。
3. 用搗泥器或是攪拌棒，將奶油南瓜和水打至滑順。
4. 拌入青蔥、咖哩和油，用鹽和胡椒調味。
5. 少量地加入高湯，直到適當的濃稠度。
6. 滾煮 15 分鐘後，即可食用。

湯

品

# 經典白豆湯

（可製作 8 份）

小時候我媽媽經常煮白豆湯，但是她總是在湯中加上一大塊火腿骨。這個但以理禁食版的白豆湯也非常美味，而且冷藏起來可以存放一個星期，也可以冷凍。一碗香濃而扎實的湯，再搭配簡單的沙拉和印度扁麵包，就成了令人滿足的一餐。製作時記得注意，要檢查鍋內不同部位的豆子，因為它們受熱的狀況不同。同時要記得多攪拌幾次，以確保均勻受熱。

## 材料

- 乾白豆 1 磅，洗淨、挑過
- 素高湯 6 杯
- 水 4 杯
- 黃洋蔥 1 顆，切末
- 芹菜 2 根，切碎
- 胡蘿蔔 1 根，切丁
- 大蒜 1 瓣，切末
- 月桂葉 1 片
- 番茄糊 3 大匙
- 鹽 1 又 1/2 小匙
- 現磨黑胡椒 1/2 小匙
- 切碎的巴西里 1/4 杯
- 巴西里 1/4 杯，切末作為裝飾

## 作法

1. 將乾豆子浸泡過夜，或是至少浸泡 8 個小時，水要比豆子高出 2 吋。
2. 瀝乾，將豆子放在大鍋中，加入素高湯、水、洋蔥、芹菜、大蒜和月桂葉。
3. 煮滾後，將火轉至中火。略為加蓋，調整溫度以小火滾煮 1 小時，或直到豆子差不多變軟。
4. 將番茄糊和鹽加入，繼續煮至豆子完全變軟，大約需 30 ～ 45 分鐘。
5. 移除月桂葉。用果汁機、食物調理機或是電動攪拌棒將湯打至滑順。拌入胡椒和巴西里，重新加熱至食用的溫度，用鹽和胡椒調味。
6. 放入碗中，撒上巴西里末即可上桌。

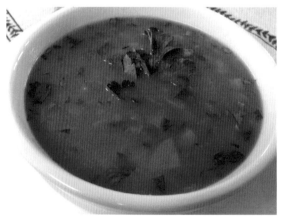

© Susan Gregory

# 托斯卡尼豆湯

（可製作 6 份）

說到托斯卡尼的有名湯品，就是使用了各種剩料、滋味非常豐富的托斯卡尼蔬菜濃湯。這道托斯卡尼豆湯的美味完全不會遜色。我愛這道湯，因為它滿溢著托斯卡尼的風味和質感，色彩就和風味一樣地豐富。搭配鮮豔多彩的沙拉，就成了相當精緻的餐點。

## 材料

- 橄欖油 1 大匙
- 切碎的洋蔥 1 杯
- 切片的芹菜 1/2 杯
- 大蒜 2 瓣，切末
- 低筋全麥麵粉 1 大匙
- 乾迷迭香 1 小匙
- 乾百里香 1/4 小匙
- 月桂葉 2 片
- 丁香 1 顆
- 胡椒 1/4 小匙
- 素高湯罐頭 4 罐（各 15 盎司）
- 嫩皇帝豆罐頭 1 罐（15 盎司），瀝乾
- 鷹嘴豆罐頭 1 罐（15 盎司），瀝乾
- 紅豆罐頭 1 罐（15 盎司），瀝乾
- 番茄糊 2 大匙
- 熟大麥 1 又 1/2 杯
- 大馬鈴薯 1 顆，不去皮切成 1/2 吋長條
- 切片的胡蘿蔔 1 杯
- 切碎的菠菜葉 1 杯

## 作法

1. 將油放在大湯鍋內以中火加熱，拌炒洋蔥、芹菜和大蒜 2～3 分鐘，拌入麵粉、香草和胡椒，繼續拌炒 2～3 分鐘或直到洋蔥變軟。
2. 加入素高湯、豆子還有番茄糊，加熱至煮滾，不斷攪拌以免黏鍋。
3. 降低溫度，不加蓋小火滾煮 10～15 分鐘。
4. 加入大麥、馬鈴薯、胡蘿蔔和菠菜，繼續滾煮 10 分鐘，直到所有的料都均勻受熱。
5. 上桌前挑除月桂葉。

湯品

**番茄糊的省錢選擇**

以前每當食譜上說需要一、兩匙番茄糊時，我就開一罐番茄糊，再把剩下的放在密封罐中，然後就忘記了，直到一、兩個禮拜以後清理冰箱時才發現。後來我發現一種管狀包裝的番茄糊，這種包裝比較貴，但是就長期而言，反而因為可以避開不必要的浪費而省錢！你可以在較大型的超市中罐頭食品的附近，找到管狀包裝的番茄糊。

147

# 墨西哥酸辣黑豆湯

（可製作6份）

乾豆子容易煮得不均勻，所以在第一個步驟時，要多試幾顆豆子。趁豆子還在滾煮的時候，準備湯的其他材料。你不需要準備所有的提味材料，但可以選擇一、兩樣。這些提味材料不但能添加風味，也能增添口感和色彩。

剩下來的湯可以放在保鮮盒中，冷藏三、四天。要食用前用中火加熱，可視口感添加一些素高湯，免得過於濃稠。墨西哥乾辣椒酸辣醬為這道黑豆湯帶來火辣噴香的美味。

## 材料

- 黑豆2杯，挑過後浸泡過夜，瀝乾
- 月桂葉2片
- 水5杯
- 鹽1小匙
- 橄欖油3大匙
- 切末的洋蔥3杯
- 切末的胡蘿蔔1/2杯
- 切末的芹菜1杯
- 鹽1/2小匙
- 大蒜5～6瓣，切末
- 小茴香粉1又1/2大匙
- 墨西哥乾辣椒酸辣醬1大匙（食譜見下頁）
- 酸辣醬2小匙
- 素高湯6杯
- 太白粉2大匙
- 水2大匙
- 萊姆汁2大匙，約需1～2顆萊姆

## 提味材料

- 萊姆，切角
- 新鮮香菜末
- 紅洋蔥切末
- 酪梨，切丁

## 作法

1. **煮豆子**：將豆子、月桂葉和水放在大鍋中，加蓋。用中至大火煮滾，用大湯匙撈去浮在表面的髒污。拌入鹽，轉小火，加蓋小火滾煮直到豆子變軟，約需1小時又25～30分鐘（如果需要，可再加入一杯水，繼續滾煮直到豆子變軟），不要瀝乾，將月桂葉移除。

2. **煮湯**：用中火加熱湯鍋中的油，放入洋蔥、胡蘿蔔、芹菜和鹽，拌炒約12～15分鐘，或直到蔬菜變軟，略微變黃。轉為中小火，放入大蒜和小茴香，繼續炒到香味出來，大約需要3分鐘。拌入豆子、煮豆子的水、墨西哥乾辣椒、酸辣醬和素高湯。將火轉大煮滾後，將火轉小不加蓋滾煮約30分鐘，偶爾攪拌，煮到味道調和。

3. **收尾**：舀出1又1/2杯的豆子和2杯湯汁，倒入食物調理機或果汁機中攪拌至滑順，再倒回鍋中（也可以使用攪拌棒在鍋中完成）。用小碗調好太白粉水，然後慢慢地將一半攪拌倒入湯中，用中大火煮滾，讓湯變濃稠，偶爾攪拌。視各人的喜好，用太白粉水調整濃稠度。鍋離火，在舀入碗前拌入萊姆汁，立刻上桌食用，自行選擇要加入哪些提味材料。

**墨西哥乾辣椒**
**酸辣醬**

材料

- 水 3 杯
- 洋蔥 1/2 顆，切成 1/2 寸大小
- 蘋果醋 5 大匙
- 大蒜 2 瓣，切片
- 番茄汁 1/4 杯
- 濃縮蘋果汁 1 小匙
- 鹽 1/4 小匙
- 中型乾辣椒 7 ～ 10 根，去蒂、
  對剖

作法

1. 將所有的材料放在
   中型鍋中，用中火
   加熱煮至滾。
2. 將火轉小，加蓋，
   滾煮 60 ～ 90 分鐘
   或直到辣椒變軟，
   液體減少至 1 杯的
   量。

湯
品

# 豐盛香料蔬菜湯

（可製作 6 ～ 8 份）

我喜歡煮一大鍋這道湯，在晚餐時享用，然後剩下來的隔天午餐再喝。可以在
冰箱內冷藏二至三天，只要用爐子或微波爐迅速加熱就可以吃了。

**材料**

- 橄欖油 2 大匙
- 大胡蘿蔔 3 根，去皮切 3/4 寸大小
- 防風根 2 根，去皮切 1/2 寸大小
- 小型洋蔥 2 顆，去皮切 1/2 寸大小
- 大蒜 6 瓣，切末
- 素高湯 8 杯
- 中型馬鈴薯 2 顆，去皮切成 1 寸大小
- 切末的新鮮百里香 2 小匙
- 新鮮迷迭香 1 枝
- 月桂葉 1 片
- 去梗切碎的新鮮菠菜 2 杯
- 白豆罐頭 1 罐（15 盎司），瀝乾（或
  者也可以改用紅腰豆）
- 冷凍皇帝豆或豌豆 1 包（10 盎司）
- 鹽和現磨黑胡椒

**作法**

1. 將油放在大鍋中，用中火加熱。加入胡
   蘿蔔、防風根和洋蔥，煮至略帶黃色並
   且軟化，5 ～ 7 分鐘。
2. 加入大蒜，煮至香氣散出，大約需 30
   秒。加入素高湯、馬鈴薯、百里香、迷
   迭香和月桂葉。煮滾後將火轉小。加蓋
   續滾直到蔬菜都變軟，大約需 15 分鐘。
3. 移除迷迭香和月桂葉。舀出湯中的固體
   食材 3 杯和湯汁 1 杯，倒入果汁機內，
   打至滑順。
4. 打好後倒回鍋中，加入菠菜、白豆和皇
   帝豆。用中火煮到菠菜變軟，豆子也都
   熱透，大約需 8 分鐘。
5. 拌入一大匙的醋，用鹽和胡椒調味，即
   可上桌，另外準備橄欖油和醋，可視個
   人口味自行添加。

149

# 摩洛哥風味濃湯 （可製作6份）

想要壓制你的胃口，訣竅就在於讓食物完全地滿足你。最好的方式就是製作味道豐富的菜餚，而摩洛哥菜就符合這個條件！不但風味十足，而且顏色和口感都很出色，讓這道湯品變得非常誘人。

## 材料

- 橄欖油2大匙
- 中型黃皮洋蔥1顆，切碎
- 大蒜4瓣，切末
- 小茴香粉2小匙
- 肉桂棒1根
- 鹽和現磨的黑胡椒
- 奶油南瓜1磅，切成1寸大小
- 紅皮馬鈴薯3/4磅，切成1寸大小
- 素高湯2杯
- 罐頭鷹嘴豆2杯，瀝乾
- 帶汁的番茄丁罐頭1罐（14盎司）
- 番紅花1小撮（加不加都可以）
- 檸檬皮屑1大匙
- 希臘綠橄欖1杯
- 蒸熟的全麥北非小米6杯
- 新鮮香菜，大略切過，裝飾用
- 烤杏仁片，裝飾用

## 作法

1. 將橄欖油用中火加熱。加入洋蔥、大蒜、小茴香和肉桂，用鹽和黑胡椒調味。偶爾翻攪，直到香味出來，洋蔥也變軟、變透明，大約需5分鐘。
2. 拌入奶油南瓜和馬鈴薯，如有需要，重新加鹽和胡椒調味，煮到剛好變軟，大約需3分鐘。
3. 加入高湯、鷹嘴豆、番茄和番紅花。煮滾後轉小火。加蓋滾煮直到奶油南瓜可以刺穿，大約需10分鐘。
4. 鍋離火，拌入檸檬皮屑和橄欖。
5. 淋在北非小米上，用香菜和杏仁片裝飾。

**低脂低卡的健康美食**

摩洛哥的傳統料理有很多湯，像蔬菜湯、豆湯、蘭投湯、哈利亞湯等等，都是摩洛哥人家裡常做的湯品。摩洛哥的湯品大多都有全素、低熱量、低油脂的特點，不但口感濃郁、具飽足感，而且營養豐富，特別適合慢性病人或糖尿病人享用。

# 獨門辣豆湯

（可製作 6 份）

這道湯品我已經做了二十幾年，仍舊很喜歡。辣豆湯做起來很快，湯品的色彩豐富而且味道濃郁，也很容易保存。所以你可以考慮製作雙份，存放到下個禮拜再吃一次，或是冷凍起來以後可以吃。

湯

品

**材料**

- 中型青椒 2 顆，切碎
- 中型黃皮洋蔥 1 顆，切碎
- 植物油 2 大匙
- 櫛瓜 1 根，切片
- 黃色南瓜 1 顆，切片
- 墨西哥辣椒粉 2 大匙
- 鹽 3/4 小匙
- 紅辣椒粉 1/4 小匙
- 玉米粒 2 杯（新鮮或冷凍皆可）
- 帶汁的番茄罐頭 2 罐（各 16 盎司）
- 帶汁的花豆罐頭 2 罐（各 16 盎司）
- 帶汁的黑豆罐頭 2 罐（各 16 盎司）
- 帶汁的微辣綠辣椒罐頭 1 罐（4 盎司）
- 番茄糊罐頭（4 盎司）1 罐

**作法**

1. 將辣椒和洋蔥切碎，用油炒過。加入切片的櫛瓜和黃色南瓜，墨西哥辣椒粉、鹽、紅辣椒粉和玉米粒。
2. 當所有的蔬菜都煮熟但還偏硬的時候，加入番茄、所有的豆子、綠辣椒和番茄糊。攪拌均勻。
3. 煮滾，然後將火轉小。小滾 20 分鐘，偶爾攪拌以免黏鍋。

**乾豆子 vs. 罐裝豆子**

所有的豆子，不管是乾的或是罐裝，它的蛋白質、纖維、維生素及礦物質的含量都很豐富，所以不用擔心使用罐裝豆子會讓營養成分受到影響。如果採用罐頭豆子，記得要先讀過上面的標示，以確定裡面沒有添加糖分。

另外，使用乾豆子也是很棒的選擇，因為乾豆子的鈉含量往往比罐頭豆子要低，而且乾豆子的成本大約是罐頭豆子的一半！所以，如果你要使用乾豆子來烹煮，可以考慮大量製作，然後用夾鏈袋冷凍起來。放在冷凍庫內可以保存到一年之久。

# 板豆腐辣豆麵湯

（可製作 12 份）

板豆腐辣豆麵湯是一道令人感到飽足的餐點，非常適合但以理禁食。板豆腐豐富了主菜的蛋白質含量，而且吃起來的口感常被誤認是牛絞肉。如果你的冰箱冷凍庫有空間，不妨製作雙倍或是三倍的分量，然後用夾鏈袋一份份地裝起來，平放冷凍，以後午餐時可以吃。

## 材料

- 橄欖油 2 大匙
- 黃皮洋蔥 3 顆，切末
- 大蒜 2 瓣，切末
- 青椒 1 顆，切丁
- 猶太鹽 2 小匙
- 辣豆香料（需要的材料列在下面）
- 板豆腐 2 磅，瀝乾壓碎
- 帶汁的切丁義大利番茄罐頭 2 大罐（各 28 盎司）
- 高湯塊 2 塊
- 水 1 杯
- 帶汁的紅腰豆罐頭 1 罐（15 盎司）
- 帶汁的花豆罐頭 1 罐（15 盎司）
- 全麥義大利麵 1 磅
- 洋蔥末 1/2 杯，上桌取用

## 辣豆香料的材料

- 墨西哥辣椒粉 2 大匙
- 小茴香粉 2 小匙
- 乾奧勒岡 1 小匙，壓碎
- 黃芥末粉 1/2 小匙
- 肉桂粉 1/4 小匙
- 丁香粉 1/4 小匙
- 肉豆蔻粉 1/4 小匙
- 生薑粉 1/4 小匙

## 作法

1. 在小碗中混合辣豆香料的材料，攪拌好後，放著待用。
2. 用中大火加熱橄欖油，加入洋蔥和大蒜，炒約 5 分鐘。
3. 加入青椒、鹽、辣豆香料、壓碎的板豆腐，炒約 5 分鐘，要經常攪拌，好讓板豆腐吸收味道。拌入番茄罐頭和汁液。
4. 在此同時，在小鍋中用水調勻湯塊，加熱攪拌直到湯塊溶解。加入辣豆鍋中，用中小火滾煮約 2 小時，視需要添加水。長時間滾煮，讓所有材料的味道融合。
5. 輕柔地拌入所有的豆子和汁液，加熱的同時開始煮義大利麵。
6. 根據包裝指示煮義大利麵。
7. 將辣豆湯淋在義大利麵上。視個人喜好撒上洋蔥末。

# 德墨風味辣豆鍋

（可製作 8 份）

這道低卡洛里、高蛋白質的辣豆鍋，充滿了健康的纖維，而且準備起來簡單又快速。只要三十分鐘，就能製作出這道健康菜餚。

**材料**

- 橄欖油 2 大匙
- 大蒜 1 大匙
- 青蒜 1 根，切碎（去除老硬葉子）
- 墨西哥辣椒粉 1 大匙
- 小茴香粉 1 小匙
- 紅甜椒 2 顆，切丁
- 胡蘿蔔 1 根，切丁
- 櫛瓜 2 條，切成 1/2 吋塊狀
- 素高湯 4 杯
- 黑豆罐頭 1 罐（15 盎司），瀝乾
- 花豆罐頭 1 罐（15 盎司），瀝乾
- 白豆罐頭 1 罐（15 盎司），瀝乾
- 切碎的香菜 1/4 杯

**作法**

1. 用中大火加熱油，加入大蒜、青蒜、辣椒粉和小茴香，炒 3 分鐘。
2. 加入甜椒、胡蘿蔔和櫛瓜，再炒約 5 分鐘。
3. 拌入高湯，將火轉大煮至滾。轉為中火，加入瀝乾的豆子。煮 10 分鐘，直到所有材料都均勻受熱。
4. 拌入新鮮香菜，即可上桌。

# 香料豌豆濃湯

這道充滿各種香料風味的湯品是很棒的餐點，而且製作非常方便，也很適合冷凍。

**材料**

- 乾豌豆 2 杯（沖洗但不要浸泡）
- 素高湯 8 杯
- 馬鈴薯 2 顆，切大丁
- 胡蘿蔔 2 根，切片
- 包心菜 1/2 顆，大略切碎
- 洋蔥 1 顆，切丁
- 大蒜 2 瓣，切末
- 橄欖油 2 大匙
- 小茴香、鼠尾草、百里香 1 小匙
- 月桂葉 3 片
- 適量的鹽和胡椒、義大利巴西里

**作法**

1. 將乾豌豆、素高湯、馬鈴薯、胡蘿蔔、包心菜、洋蔥、大蒜、橄欖油、小茴香、鼠尾草、百里香和月桂葉放入砂鍋或是慢鍋中，加蓋以小火煮至少 4 小時，直到豆子變軟。
2. 取出月桂葉，用鹽和胡椒調味。
3. 撒上巴西里即可食用。

## 紅酒香檸扁豆湯

（可製作 6～8 份）

隨著人們發現扁豆的美味和營養價值之後，扁豆在餐桌上變得越來越受歡迎了。你一定會喜歡這道食譜，它特別適合搭配沙拉和自製脆餅一起享用。

### 材料

- 水 2 公升
- 扁豆 3 杯，浸泡 2～3 小時
- 鹽 2 小匙
- 橄欖油 2 大匙
- 洋蔥 1 大顆，切碎
- 芹菜 2 根，切碎
- 胡蘿蔔 3 條，切片
- 大蒜 2 瓣，切末
- 帶汁的切丁番茄罐頭 2 罐（各 15 盎司）
- 檸檬汁 2 大匙
- 紅酒醋 2 大匙
- 現磨黑胡椒
- 適量的乾燥香草

### 作法

1. 將水放入大鍋中，以中火加熱。加入扁豆，轉小火，加蓋煮 20 分鐘。加鹽。
2. 煮扁豆時，在大平底鍋中以中火熱油，加入洋蔥、芹菜、胡蘿蔔和大蒜。炒至軟化，約需 10 分鐘。
3. 將軟化的蔬菜拌入扁豆中。加入番茄、檸檬汁和紅酒醋，用黑胡椒調味。
4. 煮滾，不加蓋慢慢熬煮，直到扁豆變得非常地軟，大約需 30 分鐘。如果湯變得太濃稠，就加一些水。
5. 上桌前，做一點調味，並且拌入磨碎的香草。

## 芹菜奶油濃湯

這是一道口感濃稠滑順的湯，吃起來又有點嗆，滋味很豐富。這道湯品的特殊材料是腰果奶油，讓湯呈現出奶油濃湯般的滑順。

### 材料

- 鹽 1 小撮
- 初榨特級橄欖油 3 大匙
- 中型芹菜根 2 顆，去皮，切成 1 寸大小
- 芹菜 2 根，切碎
- 白洋蔥 1 大顆，切碎
- 大蒜 1 瓣，切末
- 低鈉素高湯 2 公升

- 月桂葉 1 片
- 濃稠腰果奶油 1 又 1/4 杯（食譜見 219 頁）
- 鹽和現磨黑胡椒
- 富士蘋果 1 顆，切細丁
- 蔥韭 1 把，剪碎

# 低卡包心菜湯

（可製作 8 份）

我們都聽說過「包心菜湯減肥法」，但是這道菜可不是那個減肥食譜！相比之下，這道湯品的營養和滋味更加豐富，而且製作起來非常迅速，更重要的是，卡洛里也很低！

**材料**

- 橄欖油 1/2 杯
- 黃洋蔥 1 顆，切碎
- 大蒜 4 ～ 5 瓣，切末
- 紅甜椒 1 顆，切大丁
- 芹菜 4 根，切碎
- 包心菜 1 球，去梗、切片
- 素高湯 2 公升
- 胡蘿蔔 3 根，切成 1/2 寸大小
- 四季豆 2 杯，切成 1/2 寸長
- 帶汁的切丁番茄罐頭 1 罐（15 盎司）
- 糙米 1 杯
- 義大利香料 2 大匙
- 鹽和現磨黑胡椒

**作法**

1. 將油放在湯鍋中用中火加熱，加入洋蔥、大蒜、甜椒和芹菜，炒至甜椒和芹菜開始變軟。
2. 加入包心菜、素高湯、胡蘿蔔、四季豆和番茄丁、糙米和義大利香料。將火調至小滾。
3. 用鹽和胡椒調味。滾煮約 40 分鐘或直到米煮熟、胡蘿蔔變軟。
4. 再度調味，即可上桌。

湯品

（可製作 6 份）

**作法**

1. 要讓鍋子有不沾的特性，將一個大湯鍋放在中火上，然後在鍋內撒些鹽，加熱 1 分鐘。加入油，加熱約 30 秒。
2. 加入芹菜根、芹菜、洋蔥和大蒜，翻炒直到軟化，約需 6 ～ 10 分鐘。
3. 加入素高湯和月桂葉。煮滾後，轉小火，滾煮約 30 分鐘。加入腰果奶油再繼續小滾 10 分鐘。

4. 用電動攪拌棒把湯打至滑順，或是分批將湯倒入果汁機中，蓋上蓋子，上面放條毛巾以避免湯汁爆發，用高速打至滑順。
5. 用胡椒與鹽調味。
6. 將湯分裝至碗中，撒上切丁的蘋果和一些蔥茸，即可上桌食用

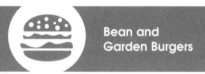

# 漢 堡　Bean and Garden Burgers

　　很多人在進行但以理禁食時，真的很想念肉類。我以前都是用菇類（尤其是波特菇）取代肉，但是波特菇好貴！我在超市唯一能找到的素漢堡是在冷凍食品區，但裡面還是含有甘味劑或是蛋，所以也不能食用。

　　之後，我找到了自製素食漢堡的食譜。這些素食漢堡不但簡單、便宜，而且營養豐富，味道也佳。大量地製作，然後將素肉排冷凍起來。只要用一張蠟紙將它們隔開，就可以將一疊素肉排放入夾鍊袋中冷凍起來。你可以像處理牛肉漢堡排一樣地烹調，但是溫度要調低。

## 莎莎醬豆排漢堡　（可製作 8～10 份）

我只能說這個豆排漢堡美味極了！搭配一道好沙拉或是一道豆子與飯的配菜，都非常適合。

### 材料

- 紅腰豆罐頭 1 罐（15 盎司），瀝乾
- 洋蔥 1/2 顆，略切
- 青椒 1/2 顆，略切
- 胡蘿蔔 1 根，蒸熟搗碎
- 莎莎醬 2 大匙（辣度自選）
- 壓碎的米餅 1 杯，也可以使用全麥脆餅（無酵餅）
- 全麥麵粉 1/2 杯
- 鹽 1/2 小匙（或適量）
- 黑胡椒 1/2 小匙（或適量）
- 一點辣椒粉

### 作法

1. 將烤箱預熱至 180 度。
2. 將所有的材料在碗中拌勻。加入更多的麵粉以製造出更扎實的混合餡料，如果太硬的話，可加入更多的莎莎醬。
3. 將混合餡料塑成球狀，然後壓扁成餅狀。
4. 將餡料餅放在烤爐或是烤盤上。
5. 約烤 15～20 分鐘直到結實、呈棕色即可。
6. 將烤好的餡料餅（豆排）取出，加上一些生菜，用兩片無酵麵包夾起即可食用，也可以加上更多的莎莎醬。

# 玉米薯泥素排堡

（可製作 4 份）

馬鈴薯也可以做出美味的素食漢堡排！就像馬鈴薯餅一樣，馬鈴薯會吸收其他食材的味道，吃起來也有令人愉悅的口感。你可以視自己的喜好隨意調味。

## 材料

- 罐頭黑豆 1 杯，瀝乾
- 胡蘿蔔 1 根，磨碎
- 洋蔥 1/2 顆，切丁
- 中型馬鈴薯 2 顆，磨碎
- 青蔥 4 根，切碎
- 冷凍玉米 1 杯，退冰
- 適量的鹽和現磨黑胡椒
- 橄欖油 2 大匙，煎素肉排使用

## 作法

1. 將黑豆放入大碗中，並且用叉子或是搗馬鈴薯泥器壓碎。加入胡蘿蔔、洋蔥、馬鈴薯、青蔥和玉米，攪拌直到均勻混合。用鹽和胡椒調味。
2. 用濕潤的雙手將混合餡料塑形成 4 個餅狀。
3. 加熱 2 大匙的橄欖油，煎到素肉排熟透，大約每面需 3 分鐘。
4. 將煎好的素肉排用兩片麵包或麥餅夾起，中間加上一些生菜即可食用。

漢
堡

# 綜合豆子素肉堡

（可製作 6 份）

這個豆子素肉堡絕對符合你的蛋白質需求。此外，它們也是絕佳的主菜，可以和飯類搭配，再加上蔬菜沙拉，就萬事俱全了！

## 材料

- 素肉丁 1 杯
- 番茄糊或番茄醬 1 大匙
- 略少於 1 杯的開水
- 花豆、紅腰豆或是其他豆子罐頭 1 罐（15 盎司），瀝乾
- 壓碎的全麥無酵餅 1/4 杯
- 大蒜 2 瓣，切末
- 奧勒岡 1/2 小匙
- 醬油 1 大匙
- 適量的鹽和胡椒
- 全麥麵粉

## 作法

1. 將素肉丁和番茄糊放入大碗中，倒入滾水攪拌，浸泡 10 分鐘，直到素肉丁泡漲。
2. 用食物調理機將素肉丁混合餡料和剩餘的材料（麵粉除外）攪拌均勻。快速按壓直到打成糊狀。
3. 在手上沾上麵粉，將混合餡糊料塑成 6 個漢堡肉排狀。上面再撒上些麵粉。用蠟紙間隔，將素肉排層層疊放，冷藏至少 1 小時。
4. 在烤架上墊上鋁箔紙，將素肉排烤熟，或是放在抹過油的不沾鍋內煎熟，大約每面各需 10 分鐘。
5. 將烤好或煎好的素肉排取出，加上生菜，用無酵麵包夾起即可。

# 原味豆排漢堡

（可製作 4 份）

製作好這些簡單的美食後，你可能會發現自己一個禮拜吃好幾次。豆子比牛絞肉便宜多了，而且幾乎沒有脂肪。這種素食漢堡是但以理禁食期間的絕佳選擇。

## 材料

- 白豆罐頭 1 罐（15 盎司），瀝乾
- 壓碎的全麥無酵麵包 3/4 杯
- 切碎的黃皮洋蔥 1/2 杯
- 大蒜 2 瓣，切末
- 切碎的巴西里 1/4 杯
- 橄欖油 2 大匙

## 作法

1. 用食物調理機將所有的材料混合在一起，快速地開關 4 ～ 5 次即可。
2. 將混合餡料分成 4 堆。將手略為弄濕，然後把每一堆塑成餅狀。
3. 在不沾鍋中略放一點油，將這些素肉排煎 4 ～ 5 分鐘，翻面。
4. 搭配印度麥餅或是醬汁一起享用。

# 青蘋香辛蔬食堡

（可製作 4 份）

這個蔬食堡的味道很豐富。青蘋果的香味、蒜味和所有的蔬菜配合得恰到好處！

## 材料

- 四季豆 1/4 磅
- 粗麥粉 1/4 杯
- 櫛瓜 1 小條
- 胡蘿蔔 1 小條，去皮
- 青蘋果 1/2 顆，去皮
- 鷹嘴豆罐頭 1/2 罐，瀝乾
- 切末的洋蔥 1 大匙
- 芝麻醬或花生醬 1 大匙
- 咖哩粉 1/2 小匙
- 辣椒粉 1/2 小匙
- 鹽 1/2 小匙
- 黑胡椒粉適量
- 芥花油 1/2 大匙
- 壓碎的無酵餅 1/2 杯

## 作法

1. 在滾水中將四季豆煮到變成翠綠，瀝乾、切碎。
2. 同時，用一杯滾水煮粗麥粉約 1 分鐘，離火，加蓋。
3. 將櫛瓜、胡蘿蔔和蘋果磨碎。將碎末放入乾淨的棉布中，將多餘水分擠出，再和切碎的豆子混和。
4. 利用食物調理機，將鷹嘴豆、洋蔥、芝麻醬、咖哩粉、辣椒粉、鹽、胡椒和芥花油打至滑順。倒入碎蔬菜中，攪拌均勻。
5. 用濾網將粗麥粉瀝乾，盡可能地移除水分。
6. 將粗麥粉倒入步驟 4 的混合餡料中，加入壓碎的無酵餅，直到均勻混合。加蓋放入冰箱冷藏 1 小時。
7. 用濕潤的雙手將混合餡料塑型成四個漢堡排的形狀。在烤架或刷過油的平底鍋內，兩面各煎 3 分鐘。
8. 將烤好的素肉排取出，搭配無酵麵包或印度麥餅一起享用。

# 大力水手漢堡

（可製作 12 個漢堡排）

我想新世代的人已經不認識大力水手這個卡通角色了。好吧，我洩漏年齡了！但是「菠菜」就是這個漢堡會這樣取名的原因（編注：在卡通中，大力水手吃了菠菜就會力大無窮）。這些菠菜漢堡排非常有營養，且容易製作。

## 材料

- 冷凍碎菠菜 1 盒（10 盎司），退冰
- 馬鈴薯 1 大顆，磨碎
- 中型洋蔥 1 顆，切末
- 大蒜粉 1 大匙
- 碎洋蔥乾 1 大匙
- 匈牙利紅椒 1/2 小匙
- 手工健康番茄醬 1/2 杯（食譜見 207 頁）
- 壓碎的全麥無酵餅 1/2 杯
- 燕麥片 1/2 杯
- 玉米粉 1/2 杯
- 調味鹽 1 小匙
- 第戎芥末醬 1 小匙

## 作法

1. 將所有的材料放在大碗中攪拌均勻，如果混合餡料太濕，就加入更多的玉米粉，太乾就加些水。
2. 壓成薄餅狀（越薄越好），加點油在不沾鍋內，用中火煎。
3. 可以將微煎過的菠菜漢堡排，用蠟紙間隔層層疊放，放入夾鏈袋中冷凍起來。
4. 要食用時，將菠菜漢堡排煎好，用兩片麵包或麥餅夾起，中間加上一些生菜即可食用。

漢堡

## 配　菜

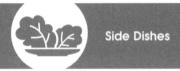

Side Dishes

　　這裡的食譜非常適合當作配菜（當然，你要當成主菜也可以）。你可以在一餐中同時端上數道配菜，再搭配沙拉，那麼即使沒有主菜，也是完整的一餐。

　　這裡提供的配菜種類很多，有許多食譜可以讓你自由發揮。不需要完全照做，盡情發揮你的創意吧！

## 五彩鮮蔬炒地瓜
（可製作 4 ～ 6 份）

這是一道色彩和味道都很搶戲的配菜。我有時候會製作雙倍的分量，然後分在兩餐食用。這道菜不但美味，而且營養豐富。

### 材料

- 橄欖油 2 大匙
- 中型洋蔥 2 顆，切碎
- 大蒜 1 瓣，切末
- 新鮮生薑 2 大匙，磨碎（如果喜歡薑的味道，不要去皮）
- 胡荽子 1 大匙
- 小茴香子 1 大匙
- 薑黃 1 小匙
- 鹽 1 小匙
- 羅馬番茄 1 大顆，去皮、去籽、切碎
- 地瓜或是山藥 1 大顆，去皮，切成 1 吋大小的塊狀
- 白花椰菜 1 球，切成一口大小的朵狀
- 原味腰果 1/4 杯，切碎

### 作法

1. 用中火加熱大平底鍋內的油，加入洋蔥、大蒜、薑，翻炒 4 分鐘，避免炒焦。
2. 加入胡荽子、小茴香子、薑黃和鹽，翻炒約 15 ～ 30 秒。
3. 加入番茄和地瓜，煮至軟，大約需 12 ～ 15 分鐘。
4. 加入白花椰菜，翻炒以均勻混合；加蓋悶煮至白花椰菜略為變軟，大約需 5 ～ 7 分鐘。撒上腰果。
5. 趁熱食用。

# 炒冬季蔬菜配悶白豆

（可製作 10 份）

雖然這道食譜中的蔬菜是所謂的「冬季蔬菜」，確實也能在冬天的寒夜中讓你從內溫暖起來，但是我一整年都喜歡做這道菜！即使是夏天，也不用擔心這道菜吃起來不對味，一年四季都可以吃。

## 材料

- 乾白豆 1 磅，洗淨、挑過
- 洋蔥 1 大顆，去皮、切半
- 大蒜 4 瓣，去皮
- 月桂葉 1 片
- 鹽 1 小匙
- 特級橄欖油 1/4 杯
- 胡蘿蔔 2 根，切成中丁
- 芹菜 2 根，切成中丁
- 青蒜 2 小根，蒜白與蒜綠的部分皆橫切成 1/2 寸長
- 洋蔥 1 小顆，切中丁
- 大蒜 3 瓣，切末
- 大略切過的甘藍葉 3 杯
- 大略切過的闊葉苦苣 3 杯
- 馬鈴薯 2 顆，切中丁
- 番茄丁罐頭 1 罐（15 盎司），瀝乾
- 新鮮迷迭香 1 枝
- 適量的鹽和現磨黑胡椒
- 義大利香料，作為裝飾

## 作法

1. 在一個大型的荷蘭鍋內放入 12 杯水，再放入豆子、洋蔥、未去皮的大蒜、月桂葉和 1 小匙鹽，用中高火煮至滾。
2. 加蓋，但要留縫，將火轉小，滾煮直到豆子幾乎變軟，大約需 1 小時。偶爾要攪拌。
3. 離火，鍋子加蓋。燜至豆子變軟，大約需 30 分鐘。
4. 瀝乾，保留汁液，將洋蔥、大蒜和月桂葉扔掉，將豆子一層層地攤在烤盤上放涼。
5. 用同一個荷蘭鍋，加入油，以中火加熱。接著加入胡蘿蔔、芹菜、青蒜和切丁的洋蔥。炒到蔬菜變軟但是沒有變黃，大約需 7 分鐘，偶爾要攪拌。
6. 拌入切末的大蒜，再炒約 30 秒。加入 9 杯先前保留的汁液（視濃稠度，如有需要可加入更多的水），然後拌入芥藍菜和苦苣。轉為中大火，煮至滾。
7. 加蓋，將火轉小，滾煮 30 分鐘。
8. 加入馬鈴薯和番茄，加蓋煮到馬鈴薯變軟，大約需 20 分鐘。
9. 加入冷卻的豆子和迷迭香，繼續滾煮直到豆子均勻受熱，大約需 5 分鐘。
10. 鍋子離火，加蓋，燜 15 ～ 20 分鐘。移除迷迭香，用鹽和胡椒調味。
11. 舀入碗中，撒上特級橄欖油和義大利香料，即可上桌。

配菜

# 香甜地瓜泥

（可製作 4 份）

大多數美國人都是吃扮著奶油、淋著肉汁的馬鈴薯泥長大的。雖然薯泥的滋味很棒，但是和地瓜相比，營養價值就有所欠缺。地瓜含有豐富的複合碳水化合物，有助於維持血糖，在抗發炎上的表現更是爆表。這道配菜是任何一頓飯的營養添加品，和豆腐或豆漿拌在一起，不但蛋白質加分，整體的美味也不會被影響。

**材料**

* 地瓜 2 磅，洗淨並將兩端修去
* 嫩豆腐 3 大匙
* 無糖豆漿 1 大匙

**作法**

1. 將烤箱預熱至 200 度。
2. 將地瓜放在大型烤盤中，以承接分泌出來的甜汁。連皮烤 40 ～ 60 分鐘，或直到地瓜變軟，視地瓜的大小而定。
3. 等到夠涼時，去皮，然後將地瓜放入大碗中。加入豆腐和豆漿，用叉子或是搗泥器搗成泥。
4. 調味之後趁熱食用。

**在調味上發揮創意！**

* 在碗中加入 1/2 小匙肉桂粉，將地瓜搗成泥，即可享用。
* 加入 1/2 小匙肉桂粉、1/2 小匙肉豆蔻粉和 1/2 小匙香草精，一樣將地瓜搗成泥之後就可以吃了。
* 在烤地瓜之前，先將一球大蒜的頂端切除，露出每瓣大蒜的頂端，和地瓜一起放入烤盤，並且淋上橄欖油。大蒜約需烤 45 分鐘。將蒜瓣從皮中擠出，並且搗成泥，加入地瓜泥中拌勻。用切碎的蔥韮或是義大利巴西里調味。

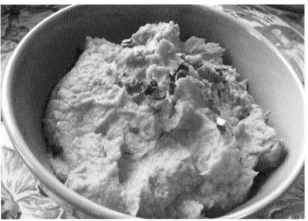

© Susan Gregory

# 香味烤地瓜

（可製作 4 份）

只要略加研究，你就會發現地瓜比起一般的馬鈴薯而言好處多太多了。這些地瓜條不但美味，吃起來也趣味十足。可以添加在沙拉或是濃湯中，也可以當作點心或開胃菜單獨食用。吃完這個，你可能再也不想要吃馬鈴薯條了！

## 材料

- 地瓜 1 磅
- 橄欖油 2 小匙
- 乾百里香 1/2 小匙
- 乾迷迭香 1/2 小匙
- 鹽 1/4 小匙
- 現磨黑胡椒 1/8 小匙

## 作法

1. 將烤箱預熱至 210 度，在烤盤上噴上或刷上植物油。
2. 將地瓜對半剖開。將切面朝下，然後切成 4 瓣。
3. 將油、迷迭香、鹽和胡椒放在碗中混合好。將地瓜瓣放入，翻動以均勻地沾上油。
4. 將地瓜放在準備好的烤盤中，攤開。烤約 35 分鐘，期間要翻動 2 ～ 3 次，直到地瓜變軟，而且略為呈棕色。
5. 趁熱食用。

配菜

# 番茄蘑菇香料飯

（可製作 4 份）

這是另一道可以迅速完成的美味料理。這道食譜可以當作配菜或是主食。你也可以用全麥義大利麵來取代飯。

## 材料

- 橄欖油 3 大匙
- 大蒜 2 ～ 3 瓣，切末
- 巴薩米可醋 3 大匙
- 鹽和現磨黑胡椒
- 蘑菇 1 磅，切片
- 羅馬番茄 3 ～ 5 顆，切中丁
- 新鮮羅勒 1 杯，切成細條
- 糙米飯（或是煮熟的全麥義大利麵）4 份

## 作法

1. 在中鍋中以中火加熱油、大蒜、醋、鹽和胡椒，加入切片的蘑菇，翻炒約 3 ～ 4 分鐘。
2. 加入番茄，繼續炒直到略熟並且受熱均勻。
3. 上桌前加入羅勒，均勻受熱、略熟即可。
4. 將飯或是煮熟的麵放入個別的盤子裡，然後將炒好的料淋在上面，趁熱食用。

## 羅馬風味烤蘆筍 （可製作 4 份）

就算你不喜歡蘆筍，也應該試試這道菜，說不定會改變心意。這道菜的味道迷人，色彩更誘人。嘗過這道菜後，也許你就不想要用其他方式來烹調蘆筍了！

### 材料

- 蘆筍 1 磅，洗淨、修整一下
- 小番茄 10 顆，切半
- 切碎的黑橄欖 1/2 杯

### 香料與大蒜醃料

- 水 1/3 杯
- 醋 1/3 杯
- 植物油 1/3 杯
- 大蒜 3 瓣，切末
- 乾百里香 1 小匙
- 乾義大利香料 1 小匙
- 乾迷迭香 1 小匙，壓碎
- 鹽、現磨黑胡椒 1 小匙

### 作法

1. 把烤架放在烤箱中最高的位置，並將烤箱預熱至 230 度。
2. 將所有的材料在小碗中拌勻。
3. 將蘆筍放在烤盤中。將醃料淋在蘆筍上，直到均勻覆蓋。剩下的醃料可以用在其他食譜中，或是當沙拉醬使用。
4. 將切好的番茄和橄欖撒在蘆筍上，放入烤箱烤 5 ～ 10 分鐘，或直到蘆筍到達你喜歡的軟度。要注意蘆筍的變化，免得烤過頭。

## 青蔬噴香炒飯 （可製作 4 份）

製作這道菜的時間，比訂個外送披薩的時間還要少。再加上這道菜味道豐富，對你的身體健康也有益。這是解決剩菜或採用自己特別喜歡的食材的好機會。

### 材料

- 橄欖油 2 大匙，分次使用
- 洋蔥 1 顆，切片
- 大蒜 2 瓣，切末
- 冷凍青蔬 1 包（16 盎司）
- 糙米飯 4 杯
- 適量的醬油
- 烤花生 1/4 杯

### 作法

1. 將 2 大匙油放入炒鍋或是大平底鍋內，以中火加熱。加入切片的洋蔥和大蒜，翻炒約 5 分鐘或直到洋蔥開始變軟。
2. 加入冷凍青蔬，翻炒直到蔬菜均勻受熱而且熟透。
3. 倒入糙米飯，用醬油調味。
4. 繼續翻炒直到材料都均勻受熱。
5. 上桌前，撒上烤花生作為裝飾。

# 墨西哥式醃漬蔬菜

（可製作 6～8 份）

二十多年前，我去墨西哥旅遊，也學會欣賞好的墨西哥菜。這道醃漬蔬菜在墨西哥很常見，風味絕佳，享受它的美味吧！

## 材料

- 特級橄欖油 3/4 杯
- 大蒜 12 瓣，去皮
- 黃洋蔥 1 顆，去皮切成瓣狀
- 胡蘿蔔 4 根，去皮切斜片
- 黑胡椒粒、乾百里香、乾奧勒岡、乾馬約蘭各 1 小匙
- 月桂葉 8 片
- 鹽
- 白花菜 1 顆，去梗，切成小朵
- 辣椒 4 根，去籽切碎
- 白醋 1 又 1/2 杯
- 水 1 杯
- 櫛瓜 3 根，切斜片
- 豆薯 1 大顆，去皮切成 3/4 吋的塊狀

## 作法

1. 用中大火加熱大鍋中的油，加入大蒜和洋蔥，翻炒約 3 分鐘。
2. 轉中火，加入胡蘿蔔、黑胡椒粒、百里香、奧勒岡、馬約蘭和月桂葉。加蓋煮 2 分鐘。用鹽調味。
3. 加入花菜、辣椒、醋和 1 杯水。輕柔的攪拌，加蓋，繼續用中火煮 5 分鐘。
4. 輕柔地拌入櫛瓜和豆薯。加蓋，再煮約 5 分鐘，要保留蔬菜的爽脆口感。
5. 移除月桂葉，將完成的菜餚倒入密封罐中，在冰箱內冷藏至少 12 個小時，最多可冷藏至一週。
6. 室溫食用，可作為配菜或是開胃菜。

配菜

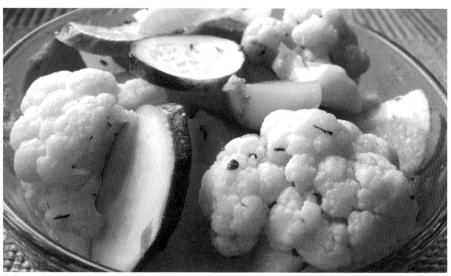

© Susan Gregory

# 燙豌豆佐創意調味料 （可製作 4 份）

用滾燙的鹽水來煮豌豆實在太常見了（抱歉，我打個哈欠），但是只要加一點創意，就能將卑微的燙豌豆變成餐桌上的話題。依照下列的食譜製作，再加上一點你自己的風格，就能做出美味非常的料理。

**材料**

- 橄欖油 2 小匙
- 冷凍豌豆 4 杯，退冰瀝乾
- 鹽和現磨黑胡椒

**作法**

1. 用中火加熱鍋中的油。加入豌豆，煮 8 ～ 10 分鐘，或直到豌豆都均勻受熱，須經常攪拌。
2. 加入適量的鹽和胡椒。

---

**創意調味料大集合**

### 創意 1 號：檸檬香料

在煮到最後 1 分鐘時，加入檸檬鹽 1/4 小匙、檸檬皮屑 1 小匙、蒔蘿 1/4 小匙。徹底加熱，然後用鹽調味，再趁熱食用。

### 創意 2 號：薄荷黑胡椒

在最後 1 分鐘，加入 1 ～ 2 大匙的新鮮薄荷末。用鹽和現磨黑胡椒調味，用胡桃末裝飾即可食用。

### 創意 3 號：蘑菇蒜味

豌豆放入鍋中前，加入 1 顆切碎的洋蔥和兩瓣大蒜末。約炒 2 分鐘，加入豌豆再煮 4 分鐘。加入一杯切片的蘑菇，1/4 小匙百里香，再煮 2 分鐘，或直到所有的材料都均勻受熱。用鹽和現磨的黑胡椒調味，趁熱食用。

### 創意 4 號：番茄蘆筍

加入 8 ～ 10 根切成 1 寸長的蘆筍與豌豆同煮。上桌前，加入 5 ～ 6 顆對切的小番茄，約加熱 1 分鐘。用鹽和現磨的黑胡椒調味。

# 咖哩烤白花椰菜

（可製作 4～6 份）

如果你喜歡咖哩，這是一道很棒的食譜，而且準備功夫非常容易。這道菜的味道令人愉悅，雖然烤東西要花點時間，但是準備的過程卻快速而簡單。

## 材料

- 白花椰菜 1 大顆
- 橄欖油 3 大匙
- 咖哩粉 1 大匙
- 鹽 1/4 小匙
- 烹調用噴油瓶

## 作法

1. 將白花椰菜的粗梗去除，並且切成中型大小的朵狀，沖水瀝乾。
2. 預熱烤箱至 220 度。
3. 在大碗中，將橄欖油、咖哩粉和鹽攪拌均勻。
4. 將白花椰菜放入碗中，翻動直到咖哩混合料均勻沾附表面。
5. 用噴油瓶在烤盤上噴上一層油，然後將白花椰菜平放在烤盤上，不要層層堆疊。用鋁箔紙蓋好，放入預熱好的烤箱。
6. 烤 20 分鐘，移除鋁箔紙繼續再烤 20 分鐘，或直到白花椰菜變軟。趁熱或室溫食用。

# 意式番茄燜四季豆

（可製作 4 份）

這道義大利食譜，是採用帶有洋蔥和大蒜的番茄醬汁作為燉煮的湯汁。這個番茄醬汁製作非常簡單。在燉煮的最後，加入巴西里（或是蘿勒），添加更多的色彩。

## 材料

- 橄欖油 2 大匙
- 洋蔥 1 小顆，切丁
- 大蒜 2 小瓣，切末
- 切碎的罐裝番茄 1 杯
- 四季豆 1 磅，將兩端剝除
- 鹽和現磨的黑胡椒
- 新鮮巴西里葉 2 大匙，切末

## 作法

1. 以中火加熱大鍋中的油。加入洋蔥，炒至軟，約需 5 分鐘。
2. 加入大蒜，繼續翻炒 1 分鐘。加入番茄，滾煮直到汁液略為濃稠，大約需 5 分鐘。
3. 加入四季豆，1/4 小匙鹽和一些現磨的黑胡椒。攪拌均勻，加蓋燜煮，偶爾攪拌直到四季豆略為變軟，但仍有脆度，大約需 20 分鐘。
4. 拌入巴西里並調味，立刻食用。

配菜

## 鮮蔬炒藜麥 （可製作 4 份）

藜麥原產於南美洲，它的豐富蛋白質含量，使它在吃健康素的群眾中越來越受
歡迎。

### 材料

- 藜麥 1 杯，洗淨
- 低鹽素高湯 2 杯
- 水 1/4 杯
- 橄欖油 1 大匙
- 黃皮洋蔥 1 小顆，切碎
- 中型紅椒 1 顆，切碎
- 小胡蘿蔔 1 根，切碎
- 切碎的新鮮甘藍菜 1 杯
- 大蒜 2 瓣，切末
- 乾羅勒 1 小匙
- 現磨黑胡椒 1/4 小匙
- 噴油瓶

### 作法

1. 在小鍋中噴上油，用中火加熱，然後將藜麥放入。將藜麥烤至金黃色，要經常攪動。

2. 加入高湯和水，煮沸；將火轉小，不加蓋小滾至液體被吸收，須經常攪拌。

3. 在此同時，用中火加熱大平底鍋內的橄欖油，加入洋蔥炒至軟，大約需 2 分鐘。加入甜椒、胡蘿蔔、甘藍和大蒜，炒 3 分鐘。

4. 加入羅勒和黑胡椒，拌入藜麥，趁熱上桌（如果你從來沒吃過藜麥，這時候就會很驚訝地看到藜麥發芽的過程）。

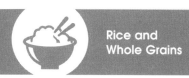

## 飯 & 麵

Rice and
Whole Grains

全穀物是我們健康的基礎，不但含有豐沛的營養素，還有助於降低膽固醇與促進消化。

你可能有注意到，大多數超級市場和食品材料行都有賣各種的全麥義大利麵，你得閱讀成分表，才能確認有沒有添加甘味劑。至於義大利麵的紅醬，我會自己製作，因為我找不到沒有添加甘味劑的現成紅醬。

為了節省時間，我隨時都備有糙米飯。我有個非常便宜的小蒸鍋，一次能煮兩杯的米。我只要加入米和水（一般比例是米的兩倍），再加上一小匙胡椒或是醬油，讓蒸鍋自己煮到停止即可，然後我就會得到四杯煮得很完美的飯，隨時可以食用。我在許多食譜中都使用糙米飯，我也喜歡在早餐時以糙米搭配蘋果、葡萄乾和椰子油。

## 甜辣鳳梨腰果拌飯

（可製作 6 份）

這道鳳梨腰果拌飯的味道，好吃到讓你的味蕾不斷地要求更多！加上鳳梨鮮豔的色彩，也會讓人胃口大開。

### 材料

- 水 3 杯
- 鹽 1 小匙
- 糙米 1 又 1/2 杯
- 辣椒 1 根，去籽切末
- 壓碎的罐頭鳳梨 1 杯，瀝乾
- 切碎的烤腰果 1/3 杯
- 新鮮香菜 1/4 杯，切碎
- 適量的鹽和現磨黑胡椒

### 作法

1. 以大火將水煮滾，加入鹽。接著加入米和辣椒，轉至中火，加蓋，悶煮約 20 分鐘或直到米煮軟。
2. 離火，拌入鳳梨、腰果和香菜。上桌前用鹽和胡椒調味。

飯
&
麵

# 克莉絲汀薑黃飯

（可製作約 6 份）

這道美味的薑黃飯，我女兒克莉絲汀愛極了，她早餐、午餐和晚餐都吃這個！
蘋果和葡萄乾的甜味，與檸檬與薑黃的味道形成美妙的對比。

**材料**

- 水 4 杯
- 切碎的甜蘋果 1 杯，去皮
- 薑黃 1/2 小匙
- 鹽 1 大匙
- 芥花油 2 大匙
- 肉桂棒 1 根
- 葡萄乾 1 杯
- 檸檬皮屑 1 小匙
- 長秈糙米 2 杯

**作法**

1. 以大火加熱大鍋中的水，加入蘋果、薑黃、鹽、芥花油、肉桂棒、葡萄乾和檸檬皮屑。煮至水滾。
2. 拌入米，火轉小，加蓋，小滾約 20 分鐘或直到米煮熟。
3. 上桌前取出肉桂棒。

# 香檸胡桃抓飯

（可製作 4 份）

我喜歡聽到人們因為進行但以理禁食法而改善了健康，甚至因此改變飲食習慣
的故事。許多人喜歡一整年都採用這道食譜，不論是當作配菜或是主食都行，
搭配沙拉和水果，就是非常豐富的正餐了。

**材料**

- 略切過的胡桃 1/2 杯
- 橄欖油 2 小匙
- 黃椒 1 顆，切成條狀
- 紅皮洋蔥 1/2 顆，切成條狀
- 大蒜 2 瓣，切末
- 糙米飯 2 杯
- 切碎的義大利巴西里 1/4 杯
- 檸檬皮屑 1/2 小匙
- 檸檬汁 2 大匙
- 適量的鹽

**作法**

1. 用中高火在平底鍋內乾烤胡桃，約 5 分鐘，要經常翻動。烤好後先放著待用。
2. 用中火加熱平底鍋內的橄欖油，加入甜椒、洋蔥、大蒜，翻炒約 5 分鐘。加入糙米飯，攪拌均勻。
3. 拌入胡桃、巴西里、檸檬屑和檸檬汁，直到所有的材料都均勻受熱。
4. 用鹽調味，即可上桌。

# 墨西哥抓飯

（可製作 6 份）

這是我最喜歡的食譜之一，因為它不但適合當成餐桌上的主角，吃不完剩下來的隔天吃也很不賴。

## 材料

- 水 2 又 1/2 杯
- 鹽 1 又 1/2 小匙，分次使用
- 現磨黑胡椒 1/2 小匙
- 橄欖油 1 大匙
- 小洋蔥 1 顆，切碎
- 辣椒 2 根，去梗去籽，切末（處理時請小心）
- 番茄糊 1 大匙
- 大蒜 2 瓣，切末
- 長秈糙米 1 又 1/2 杯
- 切碎的香菜 1/4 杯
- 中型番茄 1 顆，對切、去籽後切小丁
- 新鮮檸檬汁 1 大匙

## 作法

1. 用中大火加熱在小鍋中的水。加入一小匙的鹽和現磨黑胡椒，煮至滾，然後把火轉小，並加蓋保溫。待用。
2. 用中小火加熱鍋中的油，加入洋蔥、辣椒和 1/2 小匙的鹽並攪拌。加蓋悶煮，偶爾攪拌，直到洋蔥軟化，大約需 8～10 分鐘。
3. 將火轉為中火，加入番茄糊和大蒜。大約煮 30 秒。
4. 加入糙米，攪拌讓油均勻覆蓋在米上。一直煮到米的外緣開始變得透明，大約需 3 分鐘。加入先前煮滾的熱水，將鍋中的液體煮開。
5. 火轉小，加蓋，滾煮直到水都收乾，米也煮好，約 16～18 分鐘。
6. 鍋離火，撒上香菜和番茄，但是這個時候不要攪拌米飯。
7. 在去蓋的鍋上蓋上一條乾淨的廚房用毛巾，然後再將蓋子蓋上。靜置約 10 分鐘。
8. 加入萊姆汁，輕柔地用叉子把飯翻鬆；用鹽和胡椒調味。

飯 & 麵

**享受抓飯的樂趣**

抓飯（PILAF），也叫「手抓飯」，源自於直接以手抓取食用而得名，是很多地區（如中亞與伊朗、新疆）的傳統食物，如今許多人已經不再用手抓取了，但然然稱它為抓飯。不同地方的抓飯有不同的風味，除了用料不同外，佐料也是主要原因。這道食譜是使用墨西哥風味的食材，展現了濃濃的香辛風味。

# 蒜辣豆腐炒飯

（可製作 4 份）

這道食譜需要多花點準備的時間，但是它的風味、色彩和絕佳的營養價值，讓這一切都值得！搭配亞洲風味沙拉，就是美味健康的一餐。

**材料**

- 橄欖油 2 大匙，視情況可能會需要更多
- 板豆腐 1 包（16 盎司，約 450 克），切塊，不要切太小塊
- 醬油 3 大匙
- 黃芥末 2 大匙
- 辣椒糊 2 大匙
- 麻油 2 大匙
- 青蔥 4 根，切碎
- 胡蘿蔔 2 根，去皮切丁
- 大蒜 2 瓣，切末
- 糙米飯 3 杯
- 冷凍豌豆 1 杯，使用前先退冰

**作法**

1. 以中大火加熱大炒鍋內的橄欖油，加入豆腐塊，將每一面都煎到微黃。
2. 將醬油、黃芥末、辣椒糊和麻油在碗中拌勻。
3. 等到豆腐煎黃後，撈起放入醬油調料中，放著待用。
4. 視需要可以再加一些油在炒鍋中，然後加入青蔥、胡蘿蔔和大蒜，翻炒約 2、3 分鐘。
5. 加入飯和豌豆，翻炒讓所有材料都均勻受熱。
6. 轉中火，拌入豆腐和醬汁，繼續翻炒直到收汁。

# 大麥鮮蔬盅

這道食譜中的蔬菜提供了豐富而多層次的味道，豆子和大麥加在一起，組合出完整的蛋白質。這可以是你最愛的餐點，加上一道沙拉，就美味無敵啦！

**材料**

- 葵花油 3 大匙
- 紅洋蔥 1 顆，切片
- 茴香球莖 1/2 顆，切片
- 中型胡蘿蔔 2 根，去皮、切長條
- 防風根 1 顆，切片
- 珍珠大麥 1 杯
- 素高湯 4 杯
- 百里香 1 小匙
- 切段的四季豆 2/3 杯
- 花豆罐頭 1 罐（15 盎司），瀝乾
- 切碎的巴西里 2 小匙

# 珍珠大麥黑豆烤鍋

(可製作 4 份)

大麥的味道很好，維生素含量又豐富，搭配上豆子，就有了完整的蛋白質，是很棒的肉類替代品。

## 材料

- 珍珠大麥 1 杯
- 素高湯 1 又 1/4 杯
- 水 1 又 1/4 杯
- 噴油瓶（橄欖油）
- 切片的新鮮蘑菇 2 杯
- 切碎的洋蔥 1 杯
- 切丁的青椒 1/2 杯
- 黑豆罐頭 1 罐（15 盎司），瀝乾
- 適量鹽和胡椒
- 葵花子 3 大匙

## 作法

1. 將烤箱預熱至 180 度。將珍珠大麥放在烤盤上，以 180 度烤約 8 分鐘，直到略呈黃色。取出來進行下一個步驟，但是烤箱不要關掉。
2. 將珍珠大麥、素高湯和水放入鍋中，煮滾。加蓋，火轉小，滾煮至珍珠大麥變軟，湯汁被吸收，大約需 20 分鐘。
3. 在不沾鍋內噴上一層橄欖油，以中火加熱，然後放入蘑菇、洋蔥和青椒，炒至軟。
4. 加入珍珠大麥和豆子，用鹽和胡椒調味。
5. 在一個 1 又 1/2 公升容量的烤盤中噴油。將珍珠大麥和豆子舀入烤盤中。用鋁箔紙包起來，以 180 度烤 30 分鐘，或直到徹底加熱。
6. 撒上葵花子，不加鋁箔紙，繼續烤 5 分鐘。
7. 趁熱食用。

(可製作 6 份)

## 作法

1. 以中火加熱油，慢炒洋蔥、茴香、胡蘿蔔和防風根，約 10 分鐘。
2. 拌入珍珠大麥和素高湯。煮滾，加入百里香；加蓋，小滾約 40 分鐘。
3. 拌入四季豆和花豆，繼續加蓋滾煮，約 20 分鐘。
4. 將大麥舀入碗中，撒上切碎的巴西里，即可上桌。

飯 & 麵

# 香柚酸辣燉飯

（可製作 4 份）

我家總是找得到糙米飯。因為我喜歡糙米飯的味道和口感，再加上糙米對我們的身體很好。這道食譜中的酸辣醬汁很容易製作，並且能將簡單的糙米飯變成餐點中的主角。這道燉飯搭配炒青菜和簡單的沙拉，或是新鮮的水果，就成了美妙的一餐。

## 材料

- 橄欖油 1 小匙
- 黃洋蔥 1 顆，切碎
- 大蒜 3 瓣，切末
- 切末的新鮮生薑 2 大匙
- 水 1/3 杯
- 柚子醋（一種日式調味料）1/4 杯
- 蒜蓉辣椒醬 1/2 小匙
- 麻油 2 小匙
- 切碎的新鮮香菜 4 大匙，分次使用
- 糙米飯 4 杯

## 作法

1. 用中大火加熱鍋中的橄欖油，加入洋蔥、大蒜和生薑，翻炒約 2 分鐘，或直到洋蔥變軟。
2. 加入水、柚子醋、蒜蓉辣椒醬、麻油和一半的香菜，翻炒均勻，轉中火。
3. 加入糙米飯，加蓋，繼續煮直到飯將大多數的湯汁吸乾、所有材料都均勻受熱，大約需 5 ～ 7 分鐘。
4. 將飯放入碗中（或是個別的餐盤中），撒上剩餘的香菜末作為裝飾。

## 柚子醋淋醬妙用多多

### 什麼是柚子醋？

柚子醋也被稱為「日本醬油」，是一種日式調味料，因為主要成分是柚子，有著相當明顯的特殊風味。

### 柚子醋的特色

日式調味料的特色在於少油、口感清爽，柚子醋也有相同的特色。市面上就有很多現成的柚子醋，不論是用於沙拉，還是扮在飯、麵當中作為調味，都非常好吃。如果是禁食期間，使用前要先閱讀成分表，確認是否含有但以理禁食不能食用的成分。

### 沒有時怎麼辦？

如果一時之間找不到柚子醋，可以用萊姆汁來取代，雖然兩者的味道截然不同，卻同樣好吃。

# 甜椒蘆筍紅醬米型麵

（可製作 8 份）

米型麵看起來像米，但其實是一種義大利麵。全麥米型麵完全適用於但以理禁食，再添加各種新鮮蔬菜，就成了一道令人愉悅、有飽足感的主菜。搭配鮮綠沙拉和切片水果，就成了一頓美好的餐點。

## 材料

- 未煮的全麥米型麵 1 杯
- 橄欖油 4 大匙，分次使用
- 紅甜椒 1/2 杯，切細絲
- 黃甜椒 1/2 杯，切細絲
- 青椒 1/2 杯，切細絲
- 切末的大蒜 2 大匙
- 蘆筍 1 磅，修整、切成 1 又 1/2 吋長
- 切末的新鮮羅勒 1/4 杯
- 切末的新鮮義大利巴西里 1/4 杯
- 切末的新鮮薄荷 1/4 杯
- 番茄丁 1 杯

## 作法

1. 根據包裝上的指示煮熟米型麵，瀝乾，倒入碗中，拌入 2 大匙的橄欖油。
2. 用中大火加熱大炒鍋內的 2 大匙橄欖油。加入紅椒、黃椒和青椒，以及蘆筍和大蒜。炒至變軟。
3. 加入羅勒、巴西里、薄荷、番茄丁和煮熟的米型麵。輕柔攪拌直到均勻受熱，視需要可加入一些橄欖油。
4. 倒入大碗中，即可上桌。

---

## 搭配米型麵的紅醬

（可製作 6 份）

這是個很基本的紅醬食譜，搭配米型麵非常對味。你可以照著食譜做，或是發揮創意，添加自己喜歡的材料，例如黑橄欖、綠橄欖、酸豆角或是蘑菇。

材料

- 橄欖油 2 大匙
- 青椒 1 顆，切大丁
- 黃洋蔥 1 顆，切大丁
- 大蒜 2 瓣，切末
- 番茄丁、番茄泥罐頭 2 罐（各 15 盎司）
- 義大利香料 1 大匙
- 適量的鹽和現磨黑胡椒

作法

1. 用中大火加熱平底鍋中的油。加入甜椒、洋蔥和大蒜，炒至甜椒變軟，約 5～7 分鐘。
2. 加入番茄丁、番茄泥和義大利香料，火轉為中小，滾煮約 30 分鐘。用鹽和胡椒調味。
3. 淋在熱義大利麵上，即可食用。

飯 & 麵

# 沙 拉  Salads

　　在但以理禁食期間，你吃的沙拉很可能比平常要來得多，你的身體會因此很開心，你的腰圍就更不用說了！沙拉是攝取身體所需纖維的絕佳管道，伴隨而來的還有嘴巴喜歡的風味和口感。

　　這部分的食譜大多可以用來製作隨餐沙拉，其中許多也可以當成主菜。當你在創作自己的沙拉時，可以考慮讓家人一起動手，這是讓孩子願意吃沙拉的好方法。

　　一個省時的建議是，一次將所有的沙拉材料都清理、準備好。打開冰箱，抓三把青蔬、半杯青蔥、一杯紅甜椒丁，再淋上事前製作好的沙拉醬，就變出了一道沙拉，這實在是件很棒的事。如果你想要贏得家人的讚賞，可以用小碗提供多樣可自由搭配的食材（葵花子、黑豆、酸豆角和紅洋蔥片等），這樣子大家都能隨心所欲地製作出自己喜歡的沙拉。

**裝飾沙拉的好搭擋**

- 豆子（皇帝豆、花豆、黑豆或是鷹嘴豆等），記得要瀝乾
- 種子（葵花子、南瓜子、罌粟子）
- 堅果（杏仁條、胡桃、核桃、花生、腰果等）
- 新鮮水果（草莓、柳丁、葡萄柚、葡萄、石榴等）
- 水果乾（葡萄乾、杏桃乾、椰棗、蜜棗、椰子肉）
- 洋蔥
- 橄欖
- 酸豆角
- 甜菜根
- 豌豆或是豌豆莢
- 小黃瓜片
- 蘑菇

# 番茄羅勒烤蘆筍沙拉

（可製作 6 ～ 8 份）

非常幸運地，我家附近就有野生的蘆筍，所以我尤其喜歡這道用色彩和味道來妝點蘆筍的食譜！如果家裡附近沒有野生的蘆筍，使用市售的蘆筍也不影響這道沙拉的美味。

## 材料

- 纖細蘆筍 2 磅，修整好
- 橄欖油 1 大匙
- 鹽和現磨胡椒
- 中型番茄 1 顆，去核、去籽、切末
- 中型紅蔥頭 1 根，切末
- 檸檬汁 1 又 1/2 大匙
- 切末的新鮮羅勒葉 1 大匙
- 特級橄欖油 3 大匙

## 作法

1. 如果使用電烤爐，將烤架放在最接近上火的位置。
2. 將油淋在修整好的蘆筍上，用鹽和胡椒調味，然後將蘆筍放在烤盤中（我喜歡先鋪上鋁箔紙，方便事後清理）。
3. 將烤盤放在烤架上，距離上火 4 吋的位置。烤一半的時候，搖動烤盤，好讓蘆筍滾動翻面。烤到蘆筍變軟，略帶棕色，大約 8 ～ 10 分鐘。
4. 讓蘆筍冷卻，然後排放在餐盤上。
5. 將番茄、紅蔥頭、檸檬汁、羅勒和橄欖油放入小碗中，攪拌均勻；用鹽和胡椒調味，然後淋在蘆筍上，室溫食用。

# 蘋果生薑包心菜沙拉

（可製作 6 份）

這道美味的沙拉，味道相當吸引人，因為有生薑、芹菜子和蘋果的甜味同時衝擊你的味蕾。很容易製作，也容易保存，所以可以先做好，等到要吃時直接從冰箱取出即可。

## 材料

- 米醋 2 大匙
- 萊姆汁 1/4 杯
- 去皮、磨碎的生薑 1 小匙
- 核桃或是植物油 1/4 杯
- 芹菜子 1/2 小匙
- 鹽 1/4 小匙
- 現磨黑胡椒 1/8 小匙
- 切碎的綠色包心菜 4 杯（大約 1/4 顆）
- 蘋果 2 大顆，不去皮、切成細條狀

## 作法

1. 將醋、萊姆汁和生薑在一個大碗中打勻，慢慢地一邊加入油一邊攪拌，然後加入芹菜子、鹽和胡椒。
2. 加入包心菜和蘋果，輕柔地拌勻。
3. 上桌前先冷藏 30 分鐘。

沙拉

# 亞洲風味細麵沙拉

(可製作 4 份)

我保證，你吃過之後，就會不斷地製作這道沙拉。全麥麵條的美味，讓典型的亞洲風味更上層樓，並且讓這道食譜值得珍藏。細麵沙拉適合做成各種不同的風味，如果是在炎熱的夏日，你可以在麵條煮好後立刻加以冰鎮，做成冰涼爽口的冷麵，將會有全然不同的口感與清爽風味。

## 材料

- 全麥義大利細麵 8 盎司
- 芥花油 2 大匙
- 切碎的新鮮香菜 1/4 杯
- 醬油 3 大匙
- 新鮮檸檬汁或萊姆汁 2 大匙
- 切末的大蒜 1 大匙
- 切末的新鮮生薑 1 小匙
- 麻油 1 小匙
- 花生醬 1 小匙
- 紅辣椒片 1/8 小匙
- 去皮去籽、切片的黃瓜 1 杯
- 切片的甜豆莢 1 杯
- 切丁的甜椒 1/2 杯
- 鳳梨塊 1/4 杯，切半
- 鹽 1/8 小匙
- 黑胡椒粉 1/8 小匙

## 作法

1. 煮滾一大鍋水。根據包裝指示將麵條煮熟，瀝乾，拌入芥花油，放一旁待用。
2. 在大碗中，將香菜、醬油、檸檬汁、大蒜、生薑、油、花生醬和辣椒片攪拌均勻。
3. 加入黃瓜、甜豆莢、甜椒、鳳梨塊和麵條，拌勻。加蓋，室溫靜置 1 小時，偶爾攪拌一下，好讓味道均勻滲入蔬菜和鳳梨中。
4. 用鹽和胡椒調味，再度拌勻，即可食用。

**輕食的絕佳選擇**

細麵沙拉是健康美味的輕食首選，口感清爽，不會過度油膩，也不會造成腸胃額外的負擔，分量也剛剛好，對於注重健康與身材的人來說，真是再適合也不過了。

吃的時候，搭配一些季節水果、綜合堅果、生菜青蔬，再淋上各種不同風味的醬汁，不論是柚子醋淋醬、莎莎醬、仿菲達起司醬，都非常可口。吃起來具有飽足感，又含有膳食纖維及多種維生素、礦物質，營養也是滿分。

# 番茄白豆香草沙拉

（可製作 4 份）

我喜歡這道沙拉的味道，就連顏色都讓人無比開胃。白豆的白色、和番茄的紅色，以及生菜的綠色、洋蔥和香草的清新色澤，各種食材的鮮豔對比，實在是看了就讓人胃口大開！

## 材料

- 白豆罐頭 2 罐（各 15 盎司），瀝乾
- 去籽切丁的番茄 2 杯
- 切碎的芹菜 1/2 杯
- 切碎的胡蘿蔔 1/3 杯
- 切碎的青蔥 1/3 杯
- 切碎的新鮮巴西里 1/4 杯
- 切末的紅蔥頭 1 大匙
- 白醋 1/4 杯
- 特級橄欖油 2 大匙
- 第戎芥末醬（法式芥末醬）2 小匙
- 切末的新鮮迷迭香 1 小匙
- 切末的新鮮百里香 1 小匙
- 鹽（加不加都可以）
- 現磨黑胡椒粉
- 切碎的生菜葉 4 杯

## 作法

1. 在大碗中，將豆子、番茄、芹菜、胡蘿蔔、青蔥、巴西里和紅蔥頭拌在一起。
2. 在小碗中，將醋、橄欖油、芥末、迷迭香、百里香和鹽打勻，加入胡椒調味。
3. 將調好的沙拉醬淋在沙拉上，輕柔地攪拌。在單人用的盤子上放一片生菜葉，再將沙拉舀上去。

沙
拉

## 料理常用的 10 種香草

西方料理常會用到各種香草，為餐點增添風味，在沙拉、湯品、主菜、甚至甜點中都可以看到它們的身影。以下是最常被使用的 10 種香草，本書食譜也時常運用，你可以比較看看它們的不同風味。

- 香草
- 羅勒
- 薄荷
- 迷迭香
- 巴西裡（荷蘭芹）
- 百里香
- 墨角蘭
- 鼠尾草
- 月桂葉
- 蒔蘿

# 油醋貝殼麵沙拉 （可製作 8 份）

這道義大利麵沙拉的變化太多了。可以當成午餐的主菜，也可以作為晚餐的配菜。義大利麵沙拉很適合打包當作午餐，所以這道菜很適合上班上學時食用，非常方便。

## 材料

- 煮熟或是罐頭的紅豆 1 又 1/2 杯
- 小型貝殼義大利麵 2 杯，煮熟瀝乾，並用少量的橄欖油拌過
- 冷凍豌豆和胡蘿蔔 2 杯，退冰瀝乾
- 切片的芹菜 1/2 杯

## 沙拉醬的材料
- 市售的調味油醋沙拉醬 1/4 杯
- 豆腐美乃滋 1/4 杯
- 切碎的義大利巴西里 2 大匙
- 鹽 1/2 小匙
- 現磨黑胡椒 1/8 小匙

## 作法

1. 將豆子、義大利麵、豌豆、胡蘿蔔以及芹菜拌在一起，加入油醋沙拉醬、豆腐美乃滋和胡椒，拌勻。
2. 可以先冷藏一個小時後再食用，或是室溫食用。

---

**煮麵的各種小訣竅**

- **加少量的鹽**：煮一般麵條時，在鍋中加一點鹽，麵條就不容易糊爛。
- **拌一點油**：在煮好、瀝乾的義大利麵中拌一點油，就能讓麵、通心粉或是其他形狀的義大利麵不會黏在一起。
- **水要滾燙**：水煮滾時再下麵，不要煮太久，大概 2 分鐘就把麵條撈起來，放入冷水中浸泡。如果擔心沒煮熟，冰鎮後可再放進熱水中泡一下，可以增添麵條的爽口。
- **捏碎一些麵條**：如果需要濃稠一點的湯汁，在下鍋前先把部分的麵條捏碎，煮熟後，加蓋燜 5 分鐘，可讓麵條變滑嫩，湯汁也比較濃稠。

# 咖哩豆子飯沙拉

（可製作 4 份）

這是美味又營養、可以當一頓正餐的沙拉。蔬菜的色彩非常誘人，咖哩的香味更是讓人垂涎三尺。

**材料**

- 芥花油 1 大匙
- 咖哩粉 1 小匙
- 素高湯 3/4 杯
- 長秈糙米 1/3 杯
- 切碎的芹菜 1/4 杯
- 蔥末、切碎的青椒 2 大匙
- 萊姆汁 1 大匙
- 紅腰豆 2 杯，煮熟、瀝乾
  （也可以用罐頭取代）
- 豆腐美乃滋 1/4 杯
- 烤過的杏仁條 2 大匙
- 鹽 1/4 小匙
- 現磨黑胡椒
- 番茄 1 顆，切成瓣狀
- 巴西里 1 枝

**作法**

1. 以中火加熱大型平底鍋內的油，加入咖哩粉並且翻炒數秒鐘，拌入素高湯，將火轉大，煮至滾。
2. 加入米，加蓋，火轉小，滾煮 20 分鐘或直到所的湯汁都收乾，或是米煮熟。
3. 拌入芹菜、青蔥、青椒和萊姆汁。放入冰箱冷藏 1～2 小時，直到完全冷卻。
4. 上桌前，加入豆子、豆腐美乃滋和杏仁，用鹽和胡椒調味。
5. 以番茄和巴西里裝飾，即可上桌。

沙拉

**同樣可吃飽的
藜麥豆子沙拉**

（可製作 4 份）

材料

- 藜麥 1/2 杯
- 紅腰豆 1 杯，煮熟瀝乾
- 切碎的新鮮百里香 1 匙
- 番茄 2 顆，切丁
- 切碎的洋蔥 1/2 杯
- 洋蔥粉 1 小匙
- 檸檬汁 1 又 1/2 匙
- 橄欖油 2 大匙
- 適量的鹽和黑胡椒

作法

1. 將中鍋的水煮滾，將藜麥放入，滾煮約 6～8 分鐘，等藜麥煮熟後即可關火，撈起，瀝乾。
2. 將紅腰豆、百里香、洋蔥、番茄放入大碗中，攪拌均勻。
3. 拌入檸檬汁、洋蔥粉、胡椒、鹽、橄欖油，再與其他材料拌勻，即可上桌。

# 亞洲風味沙拉

（可製作 4 份）

這道沙拉可以與鮮辣豆腐炒飯搭配著吃，創造出充滿樂趣的愉悅氣氛。你也可以製作雙倍的沙拉醬，冷藏起來供以後使用。

除了這裡列出的材料之外，你還可以加入豆腐（你可以選擇喜歡的豆腐種類，不過板豆腐的口感非常適合）、細麵、貝殼麵等等，增加飽足感與口感的豐富度。在加入豆腐前，記得先把豆腐切成塊狀，將一部分的醬汁倒在豆腐上拌勻，放入烤箱烤約 15 分鐘，讓豆腐表面變得酥脆一些，放涼待用，等其他材料處理好了，再將豆腐放入，你會發現這道沙拉更好吃了！

## 材料

- 生菜 1 球，撕成一口大小
- 橘子瓣罐頭 1 罐（11 盎司），瀝乾，或是一顆橘子去皮、去瓣膜，切成一口大小
- 荸薺罐頭 1 罐（5 盎司），切片
- 紅洋蔥 1 小顆，切片成圈狀
- 杏仁條 1/2 杯，或是烤過的芝麻 1/4 杯

### 沙拉醬的材料

- 特級橄欖油 2 大匙
- 醬油 1 大匙
- 花生油 2 大匙
- 番茄糊 2 小匙
- 蘋果汁（冷凍濃縮汁即可）1～2 小匙
- 切碎的胡蘿蔔 2 大匙
- 切碎的芹菜 2 大匙
- 切碎的洋蔥 2 大匙
- 切碎的生薑（要先去皮）2 小匙

## 作法

1. 將生菜、橘子瓣、荸薺和洋蔥放在碗中，拌勻。
2. 將所有的沙拉醬料放在果汁機中，打至滑順。
3. 用醬油或鹽調味，視個人喜好用蘋果汁增加甜度。
4. 上桌前，再次打勻沙拉醬，然後與沙拉拌勻，最後再淋上足夠的沙拉醬（喜歡重口味的人可以淋多一點。
5. 用杏仁或芝麻裝飾。

# 核桃醬汁青蔬沙拉

（可製作 4 份）

維生素豐富的核桃沙拉醬不但好吃，而且能在冷藏的密封罐中保存數日之久。
核桃油有種堅果香氣和非常細緻的味道，只能使用在冷的食物上，因為核桃油
受熱後就會喪失風味、變苦，用來製作沙拉真是再適合也不過。核桃油比較貴，
但是我覺得那風味絕對值回票價。不過有時候我會用特級橄欖油製作這道食譜，
仍舊非常美味。

## 材料

- 嫩菠菜葉 2 杯
- 巴西里葉 1/2 杯
- 新鮮蒔蘿 1/3 杯
- 胡桃油或橄欖油 1/4 杯
- 素高湯 2 大匙
- 蘋果醋 4 小匙
- 鹽 1/4 小匙
- 黑胡椒粉 1/8 小匙
- 混合沙拉青蔬 8 杯，撕成一
  口大小
- 核桃 1/4 杯，切碎作為裝飾

## 作法

1. 將菠菜、巴西里、蒔蘿、油和高湯、醋、鹽和
   胡椒粉放入果汁機或是食物調理機中，打到滑
   順、有點濃稠的感覺（過程中可能需要刮一下
   容器的內壁）。
2. 將混合沙拉青蔬放在大碗中，將沙拉醬淋上，
   拌勻。
3. 大碗可以直接上桌，或是將沙拉裝入單人用的
   碗中，撒上核桃粒。

沙拉

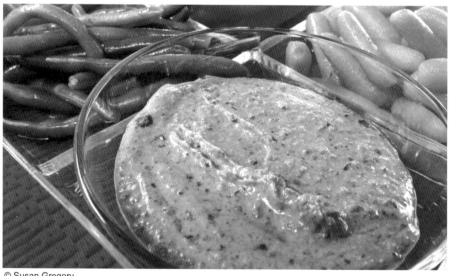

© Susan Gregory

183

# 希臘沙拉

（可製作 6～8 份）

好吧，我要先警告你，沒有放菲達起司的希臘沙拉，真的有種少一味的感覺。但別忘了我們正在進行但以理禁食。這道食譜是讓你在禁食期間也能享受希臘沙拉的好辦法，儘管你會想念那錯失的一味。好消息是，這道沙拉仍舊是風味、營養、美味通通滿分，而且外觀也很養眼，對你的身體健康有好處，更能取悅你的味蕾。

## 材料

- 紅洋蔥 1/2 顆，切薄片
- 黃瓜 1 根，去皮、縱切、去籽，切成 1/8 吋厚片
- 蘿蔓生菜 2 顆，洗淨、徹底弄乾，撕成一口大小
- 熟番茄 2 大顆，去心、去籽，切成 12 瓣
- 切碎的新鮮義大利巴西里葉 1/4 杯
- 切碎的新鮮薄荷葉 1/4 杯
- 烤紅椒罐頭 1 罐（6 盎司），切成長條
- 去籽橄欖 20 顆，縱切成四瓣

## 作法

1. 將洋蔥和黃瓜加入準備好的沙拉醬碗中，拌勻，靜置約 20 分鐘，讓味道充分混合（沙拉醬的作法在下方）。
2. 加入蘿蔓生菜、番茄瓣、巴西里、薄荷和甜椒，輕柔地拌勻。
3. 大碗直接上桌或是裝盤，或是放在單人用的沙拉盤中，在沙拉上灑上橄欖即可上桌。

## 搭配的沙拉醬

### 材料

- 紅酒醋 3 大匙
- 檸檬汁 1 又 1/2 小匙
- 新鮮奧勒岡葉 2 小匙，切末
- 精鹽 1/2 小匙
- 黑胡椒粉 1/8 小匙
- 大蒜 1 瓣，切末
- 橄欖油 6 大匙

### 作法

1. 將所有材料放入大碗中，攪拌直到均勻。這可以提前製作，放在一旁直到需要的時候。

# 花園鮮豆沙拉

（可製作 8 ～ 10 份）

這是另一道別有特色的豆子沙拉，可以當作配菜，也可以當作主菜享用。

## 材料

- 皇帝豆罐頭 2 罐（各 15 盎司），瀝乾
- 鷹嘴豆罐頭 2 罐（各 15 盎司），瀝乾
- 胡蘿蔔 2 根，磨碎
- 櫛瓜 1 小條，切丁
- 櫻桃蘿蔔 5 顆，切片
- 橄欖油或是植物油 2/3 杯
- 蘋果醋或是紅酒醋 1/3 杯
- 義大利香料 1 小匙
- 鹽 1/2 小匙
- 大蒜粉、洋蔥粉各 1/2 小匙
- 生菜葉 8 ～ 10 片

## 作法

1. 在大碗中將皇帝豆、鷹嘴豆、胡蘿蔔、櫛瓜和櫻桃蘿蔔拌勻。
2. 在一個較小的碗中，將油、醋、義大利香料、鹽、大蒜粉和洋蔥粉拌勻。將沙拉醬淋在混合蔬菜上，拌勻。
3. 加蓋，放入冰箱冷藏至少 2 小時。
4. 用漏勺將沙拉舀入鋪了生菜葉的盤子上。

# 橘香豆蔬沙拉

（可製作 4 份主菜，或是 8 份配菜）

這道沙拉可以當主菜也能當配菜。不論以任何身分出現，它都是一道色彩鮮豔、口感豐富、味道濃郁、高營養的沙拉。

## 材料

- 花豆或皇帝豆罐頭 1 罐（15 盎司）或煮熟的乾花豆或皇帝豆 1 又 1/2 杯，瀝乾
- 白花椰菜 1 杯，切小朵
- 切碎的紅甜椒 1 杯
- 酪梨 1 小顆，去皮去籽，切塊
- 青蔥 2 根，切段
- 市售的油醋沙拉醬 1/2 杯
- 嫩菠菜葉 4 杯
- 橘子瓣罐頭 1 罐（11 盎司），瀝乾，或是一顆新鮮橘子，去皮切碎
- 烤過的葵花子 2 大匙（加不加都可以）

## 作法

1. 將豆子、白花椰菜、甜椒、酪梨還有青蔥，在沙拉碗中拌勻。
2. 將沙拉醬倒入，拌勻。
3. 加入菠菜和橘子，拌勻。
4. 上桌前，在每碗沙拉上灑上葵花子。

沙拉

185

# 獨家爽口沙拉

(可製作 6 份)

這是我最愛的食譜之一，因為作法非常容易，而且吃起來很清爽！我愛這道沙拉的色彩和質感，另外醬汁也是贏家！

## 材料

- 小黃瓜 1 根，對半切開、去籽，切成 1/2 吋的片狀
- 紅甜椒 1 顆，去籽、切成大丁
- 黃甜椒 1 顆，去籽、切大丁
- 櫻桃番茄 1 品脫，對半剖開
- 紅洋蔥 1 小顆，切大丁
- 黑橄欖 1/2 杯

### 沙拉醬的材料

- 特級橄欖油 1/2 杯
- 紅酒醋 1/4 杯
- 奧勒岡 1 小匙（用手搓揉，讓它的油釋出）
- 大蒜 2 瓣，切末
- 第戎芥末醬 1/2 小匙
- 鹽 1 小匙
- 胡椒 1/2 小匙

## 作法

1. 將所有的沙拉醬材料放在小碗中，打至乳化，放著待用。
2. 在大碗中，將小黃瓜、紅黃甜椒、番茄、紅洋蔥和黑橄欖拌勻。
3. 把沙拉醬淋在沙拉上之前，要再打一回。淋上之後，拌勻即可上桌。

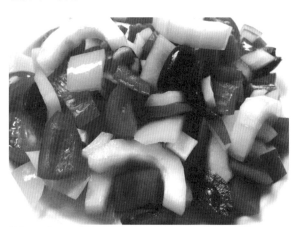

© Susan Gregory

# 地中海豆腐沙拉

（可製作 4 份）

不論是午餐還是晚餐，這都是我最愛的沙拉。豆腐為每一份沙拉增添了 10 克的
蛋白質，並且會吸收醬汁豐富的味道。

## 材料

- 特級橄欖油 2 大匙
- 巴薩米可醋 1 大匙
- 第戎芥末醬 1 小匙
- 乾的蔥韭 1/2 小匙（或是 1 小匙新
  鮮的蔥韭）
- 適量的鹽和胡椒
- 板豆腐 1 包（16 盎司，約 450 克），
  瀝淨拍乾，切成 3/4 吋的塊狀
- 混合沙拉青蔬 4 杯，撕成一口大小
- 醃漬的日曬番茄乾 4 顆，瀝乾切碎
- 切碎的堅果（例如核桃、胡桃、杏
  仁條）1/4 杯

## 作法

1. 在小碗中，將油、醋、芥末和蔥韭，打
   成乳狀，然後加入適量的鹽和胡椒。
2. 將切丁的豆腐放在另一個碗中，然後淋
   上 1 大匙的沙拉醬拌勻，要確定每塊豆
   腐上都有被沙拉醬覆蓋。
3. 將沙拉青蔬放在一個大碗中，淋上剩下
   的沙拉醬。將青蔬排放在四個盤子哩，
   再將豆腐和番茄放在沙拉上。喜歡的
   話，可以撒上堅果作為裝飾。

# 核桃番茄沙拉

（可製作 4 份）

番茄和核桃並不是常見的組合，卻是令人感到愉悅的美妙搭配！這是個製作快速又
簡單的沙拉，也很適合搭配湯品，像豆子濃湯或是其他食材豐富的濃湯都很適合。

## 材料

- 核桃油 1/4 杯
- 檸檬汁 1 又 1/2 大匙
- 大蒜 1 瓣，切末
- 切碎的茵陳蒿 2 小匙
- 鹽 1/8 小匙
- 現磨黑胡椒 1/8 小匙
- 番茄 4 顆，切片
- 紅洋蔥 1 顆，切片
- 切碎的核桃 2 大匙

## 作法

1. 將油、檸檬汁、大蒜、茵陳蒿、鹽和胡椒放
   在小碗中打勻。可以事先製作沙拉醬，加蓋
   後可冷藏三天。
2. 在沙拉盤上，交錯疊放番茄和洋蔥片，直到
   用盡所有的食材。
3. 淋上茵陳蒿、大蒜醬汁，然後撒上核桃。

沙
拉

## 經典地瓜沙拉 （可製作 8 份）

這是經典馬鈴薯沙拉的絕妙另類作法，不但營養更豐富，卡洛里也更低，適合想保持身材的人。除此之外，這個沙拉的味道十分豐富，看起來也賞心悅目。這道食譜在我們家很受歡迎！

### 材料

- 橘肉地瓜 4 顆
- 豆腐美乃滋 1/4 杯
- 第戎芥末醬 1 大匙
- 芹菜 4 根，切成 1/4 吋片狀
- 紅甜椒 1 小顆，去籽、切小丁
- 新鮮鳳梨丁 1 杯
- 青蔥 2 根，切細末
- 適量的鹽和現磨黑胡椒
- 略切過的胡桃 1/2 杯，烤過
- 略切過的新鮮蔥韮 1/4 杯，作為裝飾

### 作法

1. 將烤箱預熱至 200 度。
2. 將地瓜個別用錫箔紙包起來，烤 1 小時或直到變軟。
3. 讓地瓜冷卻到可以用手處理。去皮，然後切成 3/4 吋的塊狀。
4. 在大碗中，將豆腐美乃滋和芥末醬調勻。加入地瓜、芹菜、紅甜椒、鳳梨和青蔥，輕柔地拌勻，用鹽和胡椒調味。
5. 加蓋，冷藏至少 1 小時。這道沙拉可以提前 1 天製作，加蓋冷藏。上桌前要記得調味。
6. 上桌前，將胡桃拌入，並且撒上蔥韮作為裝飾。冷食。

## 嗆辣三豆沙拉 （可製作 6 份）

這是我朋友安娜的食譜，口味真是棒透了！醃漬蔬菜中的嗆辣香料，和生菜沙拉的清爽口感形成很棒的對比！

### 材料

- 瓶裝酸辣醃四季豆或蘆筍 1 瓶
- 瓶裝酸辣醃胡蘿蔔／白花椰菜 1 瓶（7 盎司）
- 皇帝豆罐頭 1 罐（15 盎司），瀝乾
- 鷹嘴豆罐頭 1 罐（15 盎司），瀝乾
- 切丁的紅洋蔥 1/4 杯

### 作法

1. 將醃四季豆（或蘆筍）切成 1/2 吋長，與胡蘿蔔／白花椰菜拌在一起。醃漬汁液也要使用。加入皇帝豆、鷹嘴豆和切丁的洋蔥，拌勻。
2. 放在碗內，用漏勺舀食材食用。

# 青蔬飽食沙拉

（可製作 6 份）

我的朋友史考特和安娜在我進行但以理禁食期間，邀請我去他們家用餐。儘管我是當天唯一在禁食的人，安娜仍然以她貼心的方式，準備了適合每個人吃的餐點。這道沙拉就是主菜，前頁介紹的嗆辣三豆沙拉是配菜。這道沙拉非常好吃，味道濃郁而且令人飽足，我問過安娜，她很樂意與你們分享這道菜！

## 材料

- 白菜 3 杯，葉子和梗子都要
- 蔓蘿生菜 2 杯
- 紅色包心菜 1 杯，略切
- 櫛瓜 2 杯，略切
- 青蔥 3 根，切丁
- 新鮮四季豆 1/2 杯，切成 1/2 吋長
- 櫻桃番茄 3/4 杯，對剖

## 提味的材料
- 黑豆罐頭 1 罐（15 盎司），瀝乾
- 黑橄欖 1 杯
- 松子或是葵花子 1 杯

## 作法

1. 在大沙拉碗中，將白菜梗切成 1/2 吋的塊狀，其他葉子及蘿蔓生菜的部分則與一般沙拉生菜相同方式處理。加入包心菜、櫛瓜、青蔥、四季豆和番茄，輕柔地拌勻。
2. 將這些材料放入單人用的小碗中：黑豆、黑橄欖、松子／葵花子，這樣子大家可以隨意添加。
3. 搭配任何你喜歡、適用於禁食期間的沙拉醬（見 198 ～ 201 頁的油醋與沙拉醬）。

沙拉

**用青蔬沙拉做變化！**

這道沙拉除了直接食用之外，還可以做點變化，展現不同的樣貌：

- **沙拉捲餅**：用薄餅將青蔬沙拉捲起，淋上喜歡的沙拉醬或莎莎醬，就成了非常受歡迎的沙拉捲餅。
- **青蔬漢堡**：在製作漢堡時，除了煎得噴香的素肉排之外，再舖上一層青蔬沙拉，漢堡的風味就能大幅加分！
- **夏威夷沙拉**：在青蔬沙拉上撒了切片的鳳梨、堅果或核桃，就是酸甜的夏威夷風味沙拉了。
- **青蔬細麵沙拉**：如果想要吃得飽足一點，可以用前面提過的方法，把細麵加入沙拉中，再淋上沙拉醬即可享用。

# 芒果黑豆沙拉

（可製作 4 份）

每個吃過這道沙拉的人，都還要想更多！新鮮芒果的甜味、豆子的味道，再加上紅甜椒，讓你的味蕾高興地想唱歌！再加上每一份沙拉都有著豐富的蛋白質、纖維素和營養，更是令人滿足。這是一道很適合事先製作的沙拉。

## 材料

- 熟芒果 1 顆，去皮去籽，切丁，分次使用
- 橄欖油 6 大匙
- 白酒醋 2 大匙
- 切碎的新鮮巴西里 2 大匙
- 新鮮檸檬汁 1 大匙
- 大蒜 2 瓣，切末
- 乾的蘿勒 1 小匙，壓碎
- 乾的紅辣椒片 1/4 小匙
- 乾奧勒岡 1 小撮
- 黑豆罐頭 2 罐（各 15 盎司），瀝乾
- 鷹嘴豆罐頭 1 罐（15 盎司），瀝乾
- 切碎的紅洋蔥 1/2 杯
- 紅甜椒 1 顆，切碎
- 適量的鹽和胡椒

## 作法

1. 取用 1/3 杯的芒果丁，放入果汁機中；加入橄欖油、醋、巴西里、檸檬汁、大蒜、蘿勒、紅辣椒片和奧勒岡等材料。打至滑順，打約 1 分鐘。
2. 在大碗中，將剩餘的芒果丁、黑豆、鷹嘴豆、紅洋蔥和紅甜椒放入。將芒果醬汁淋在上面，拌勻。用鹽和胡椒調味。
3. 先冷藏 1 小時再食用，味道最佳。

## 享受另一種風味：芒果馬鈴薯沙拉

材料

- 芒果 2 顆，切塊
- 蘆筍 6～8 根
- 中型馬鈴薯 2 顆，去皮、切小塊
- 切碎的洋蔥 1/2 杯
- 檸檬汁 1 又 1/2 匙
- 橄欖油 1 匙
- 適量的鹽和黑胡椒

作法

1. 在鍋中加點橄欖油，放入蘆筍煎熟，以鹽和胡椒調味，待用。
2. 在煎蘆筍時，將馬鈴薯煮熟後放入鍋中，煎至表面略黃。
3. 將蘆筍、馬鈴薯放在旁邊降溫。冷卻後拌入芒果、洋蔥、檸檬汁、鹽和黑胡椒，輕輕拌勻。

# 現成鮮蔬沙拉

（可製作 8 ～ 10 份）

我喜歡那種超市賣的大袋子裝的現成沙拉青蔬。但是老實說，實在很貴，而且就我個人經驗，食材壞掉的速度似乎比較快。所以我試著購買不同的生菜，自己製作。我清洗、撕成適當大小，再將這些青蔬旋轉脫水，然後放入大型的密封盒中。

## 材料

- 結球生菜 1 球
- 紅色結球生菜 1 球
- 其他的生菜 1 球
- 青蔥 1 把，修整好切片
- 櫻桃蘿蔔 1 把，修整好，切段
- 小黃瓜 1 根，視需要切片
- 胡蘿蔔 1 根，粗略切碎，或是切薄片
- 紅甜椒 1 顆，切片或切絲
- 紅洋蔥 1 顆，對切，然後切成半圓形的環狀
- 橘子瓣 1 罐（11 盎司）
- 杏仁 1 杯，條狀或片狀

## 作法

1. 清洗並切撕開所有的生菜，放入沙拉脫水碗中，盡可能地除去水分。將青蔬儲存在密封盒中，上面放兩張廚房用紙巾，以吸取水分。
2. 修整、切好其他的沙拉蔬菜，並且存在密封盒中待用。
3. 在一週的平日，利用準備好的青蔬，再加上一、兩種其他的材料，就可以迅速製作創意十足的美味沙拉。食用前，淋上你最喜歡的自製沙拉醬。
4. 要在禁食期間將所有的沙拉材料用完，避免浪費。

沙
拉

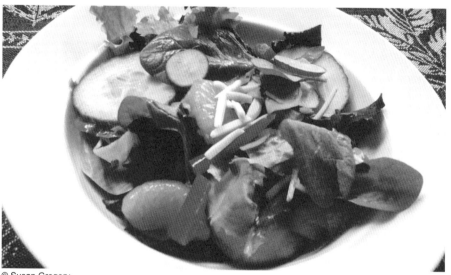

© Susan Gregory

# 酪梨柳橙西班牙沙拉

(可製作 4 份)

製作味道、色彩、口感豐富的沙拉，會讓沙拉更誘人、更令人滿足。這道沙拉混合了甜味與鹹味，是一道相當吸引人的沙拉。要使用味道豐富的橄欖，例如黑橄欖，才能添加真正適合這道沙拉的特殊風味。

## 材料

- 酪梨 2 顆，去皮去籽，切塊
- 番茄 2 顆，去皮去籽，切成一口大小
- 適量的鹽和胡椒
- 臍橙 2 顆，去皮、切成厚圓片
- 白洋蔥 1 小顆，切成圈狀
- 杏仁條 1/4 杯
- 去籽黑橄欖 1 杯

## 沙拉醬的材料

- 特級橄欖油 4 大匙
- 新鮮檸檬汁 2 大匙
- 切細末的義大利巴西里 1 大匙

## 作法

1. 在小碗中，將油、檸檬汁和巴西里打勻。
2. 將酪梨塊放在另一個碗中，拌入一半的沙拉醬，均勻覆蓋住酪梨塊。這將保持酪梨新鮮的顏色，加入番茄，然後用鹽和胡椒調味，輕柔拌勻。
3. 將臍橙片放在大圓盤或橢圓盤上，然後將洋蔥圈撒上。
4. 將酪梨和番茄放在盤子的中央。撒上杏仁條，用橄欖裝飾。
5. 打勻剩餘的沙拉醬，上桌前淋在沙拉上。

---

**酪梨的好搭擋：鷹嘴豆**

酪梨的口感如奶油般順滑，常被用來入菜，最重要的是，它和鷹嘴豆非常搭，可說是沙拉的絕配！酪梨的營養價值極高，含有超過 20 種營養素，而鷹嘴豆則是高蛋白、高纖、低脂，是美國近來最流行的明星食物，兩者相加，不但口感絕佳，對身體更是好處多多。本書的食譜中，有許多道菜都用到這兩樣食材。如果你想嘗試酪梨鷹嘴豆沙拉，準備下列材料，將所有食材混合扮勻即可：

- 酪梨 4 顆
- 罐頭鷹嘴豆 400ml
- 切碎的青蔥 1/4 杯
- 橄欖油 2 大匙
- 檸檬汁 1 大匙
- 嫩薑 1 大匙
- 荳蔻粉 1/2 匙
- 小茴香粉 1/4 匙
- 紅椒粉 1/8 匙
- 鹽 1/8 匙

# 驚喜三色沙拉

（可製作 4 份）

你是否製作過一道美味到讓你在上桌前，不斷地試吃的菜餚？這道沙拉就是那種珍寶。你可能會要製作雙倍，以確保有足夠的分量可以享用和試吃！

## 材料

- 黑豆罐頭 1 罐（15 盎司），瀝乾
- 冷凍玉米粒 2 杯
- 紅甜椒 1 小顆，去籽、切碎
- 紅洋蔥 1/2 顆，切碎
- 芹菜 2 根，切小丁
- 小茴香粉 1 又 1/2 小匙
- 辣椒醬 1～2 小匙（建議使用塔巴斯可醬）
- 萊姆 1 顆，擠汁
- 植物油或橄欖油 2 大匙
- 鹽和胡椒
- 生菜葉 4 片，供裝盤（加不加都可以）

## 作法

1. 將生菜葉以外的所有材料都放入大碗中，拌勻。
2. 讓沙拉在室溫中靜置 15 分鐘，讓食材的味道融合，並且讓玉米粒退冰，同時能冷藏保鮮其它的食材。
3. 輕柔攪拌後，將沙拉舀入生菜葉中。

# 波斯風味沙拉

（可製作 4 份）

這是一道製作簡單又迅速的沙拉，而且能為你的但以理禁食菜單大大增色。我建議先將番茄、黃瓜和洋蔥處理好，這樣等到用餐時，只要幾分鐘就可以上桌了。

## 材料

- 番茄 4 顆，去籽、切小塊
- 黃瓜 1/2 根，去皮去籽、切小塊
- 白洋蔥 1 顆，切細末
- 生菜 1 球，撕成一口大小

## 沙拉醬的材料

- 橄欖油 2 大匙
- 檸檬 1 顆，搾汁
- 大蒜 1 瓣，切細末
- 適量的鹽和胡椒

## 作法

1. 將番茄、黃瓜、洋蔥和生菜放在碗中，輕柔地拌勻。
2. 在小碗中，將橄欖油、檸檬汁和大蒜打到乳化，然後用鹽和胡椒調味。
3. 上桌前，將沙拉醬淋在沙拉上，輕柔拌勻。撒上更多現磨的黑胡椒。

沙
拉

# 土耳其沙拉

（可製作 4 份）

這道沙拉的味道、口感和色彩都非常棒。好吃輕脆的生菜，配上香草沙拉醬，變得更美味了。

## 材料

- 生菜 1 球，撕成一口大小
- 番茄 4 顆，去籽、切小塊
- 青椒 1 顆，切成細條
- 紅椒 1 顆，切細條
- 黃瓜 1/2 根，去皮去籽，切片
- 紅洋蔥 1 顆，對切後，切成半圓弧狀條
- 去籽黑橄欖 1 杯，切片或是保留原狀

## 沙拉醬的材料

- 特級橄欖油 3 大匙
- 現榨檸檬汁 3 大匙
- 大蒜 1 瓣，切細末
- 新鮮義大利巴西里 1 大匙，切細末
- 新鮮薄荷 1 大匙，切細末
- 鹽和胡椒

## 作法

1. 將生菜、番茄、青椒、紅椒、黃瓜和洋蔥都放入沙拉碗中。輕柔拌勻。
2. 在另一隻碗中，將橄欖油和檸檬汁打製乳化。加入大蒜、巴西里和薄荷，再度攪拌至均勻。
3. 用鹽和胡椒調味。
4. 上桌前，再將沙拉醬打勻，淋在沙拉上，拌勻。加入橄欖後再拌勻一次。

**節省時間和保存的小訣竅**

### 如何保存食材？

我會在蔬菜上面放一、兩張廚房用紙巾，吸收菜葉蒸發出的液體，這樣可以讓蔬菜保存得比較久。

### 如何縮短製作時間？

為了節省餐點的準備時間，可以考慮製作雙份或是三份的沙拉醬，然後存放在密封盒中冷藏，可以保存數日。我也會一口氣準備好幾天要吃的沙拉材料，分門別類地放在冰箱冷藏。當我需要沙拉時，可以隨手抓一些預先準備好的生菜，再加上一些其他的蔬菜，搭配自製的沙拉醬就可以了！

# 茴香橄欖柳橙沙拉 （可製作 8 份）

這道吃起來非常清爽、視覺效果極佳的沙拉，最適合搭配嗆辣口味的主菜。可以放在個別的盤中或是碗中，盡情地展現它的美好。

**材料**

- 茴香球莖 3 顆，葉梗除去
- 新鮮檸檬汁 1 大匙
- 混合沙拉青蔬 1 磅
- 柳丁 2 顆，去皮、去瓣膜
- 去籽的黑橄欖或希臘綠橄欖 1/3 杯，縱切剖半
- 新鮮義大利巴西里葉 1/2 杯
- 新鮮柳橙汁 1/4 杯
- 特級橄欖油 1/4 杯
- 鹽 1 小匙
- 現磨黑胡椒 1/4 小匙

**作法**

1. 將茴香球莖切半，然後切薄片。
2. 將切好的茴香放在沙拉碗中，然後拌入新鮮檸檬汁。
3. 加入青蔬、柳丁、橄欖和巴西里，輕柔地拌勻。
4. 在小碗中，將柳橙汁和橄欖油打至乳化。用鹽和胡椒調味，然後再繼續打。
5. 上桌前，將沙拉醬淋在沙拉上，拌勻。

# 鮮甜玉米沙拉 （可製作 8 份）

買得到新鮮玉米的時候，就是吃這道沙拉的最佳時機。玉米沙拉的色彩很美妙，鮮甜的美味令人垂涎。這是大家的最愛，也是一餐的餐點中最棒的搭擋。

這裡提供一個小訣竅：在處理玉米時，要避免玉米粒到處亂飛的悲劇，可以將削玉米粒用的大碗放在水槽內，這樣子清理工作會簡單很多！

**材料**

- 玉米 8 根，去皮
- 切細丁的紅洋蔥 3/4 杯
- 蘋果醋 5 大匙
- 橄欖油 5 大匙
- 猶太鹽 3/4 小匙
- 適量的現磨黑胡椒
- 新鮮羅勒葉 3/4 杯，切細絲

**作法**

1. 在大鍋中裝滿水，加入鹽煮滾；小心地將玉米放入，約煮 3 分鐘，或直到澱粉質感消失。
2. 瀝乾玉米，放入冰水中以終止加熱；待涼後，將玉米粒從梗上削下，盡可能地貼近梗心。
3. 將玉米放在大碗中，加入紅洋蔥、醋、橄欖油、猶太鹽和適量的現磨黑胡椒。
4. 上桌前，加入新鮮的羅勒拌勻，調整鹹度。冷食或室溫食用。

沙拉

# 油醋蔬菜沙拉 （可製作 4 份）

這道沙拉的靈感，來自於加州知名餐廳 Chinois 的大廚 Wolfgang Puck 的點子。這道沙拉的色彩和味道都很豐富，而且符合但以理禁食的要求！可以搭配簡單的熱湯，就成了完整的一餐。要注意的是，油醋醬中的酒醋並不含酒精，所以在但以理禁食期間可以食用，但是飲酒是禁止的。

## 材料

- 切丁的四季豆 1/2 杯
- 切丁紅洋蔥 1/2 杯
- 切丁的比利時菊苣 1/2 杯
- 切丁的朝鮮薊心 1/2 杯
- 新鮮或冷凍玉米粒 1/2 杯
- 切丁的芹菜 1/2 杯
- 切丁的櫻桃蘿蔔 1/2 杯
- 切丁的酪梨 1/2 杯
- 切丁的番茄 1/4 杯，要先去皮去籽
- 混合沙拉青蔬 1 杯，撕或切成一口大小

## 作法

1. 將四季豆放在濾網中，然後放入滾水中燙，約 2 ～ 3 分鐘。將濾網取出，浸入冰水中，以中止加熱。瀝乾。
2. 將冷卻的豆子放在大沙拉碗中，加入紅洋蔥、菊苣、朝鮮薊心、玉米粒、芹菜和櫻桃蘿蔔，拌勻。
3. 上桌前，準備並加入酪梨和番茄。
4. 將芥末和醋放在小碗中，慢慢地倒入油並且攪拌至乳化。用鹽和胡椒調味（可以事先製作好油醋醬，上桌前與在攪拌）。
5. 將油醋醬分成兩等份。一份淋在蔬菜上，另一份淋在放在另一隻碗中的生菜上。
6. 上桌前，將生菜分放在四個單人用沙拉盤中，放上一堆蔬菜。
7. 用鹽和胡椒調味。

## 搭配的油醋醬

材料
- 第戎芥末 1 大匙
- 巴薩米可醋或紅酒醋 3 大匙
- 特級橄欖油 1/2 杯
- 芥花油 1/2 杯
- 適量的鹽和現磨黑胡椒

作法
1. 將第戎芥末和巴薩米可醋放在小碗中，攪拌均勻。
2. 慢慢地倒入油，並且攪拌至乳化。
3. 用鹽和胡椒調味。

# 凱薩沙拉

（4 份配菜，或是 2 份主菜）

這和傳統的凱薩沙拉有點不同，卻是絕佳的但以理禁食期間的選擇。這道食譜中，不用蛋而改用杏仁碎粒和豆腐，來製作出乳狀的醬汁。如果想要最好的效果，最好在至少一個小時前就製作好沙拉醬，這樣子味道才有時間融合，並且有充分時間冷卻。

## 材料

- 杏仁條或是杏仁片 1/2 杯
- 大蒜 4 瓣，去皮壓碎
- 嫩豆腐 3/4 磅
- 橄欖油 1 杯
- 檸檬汁 3 大匙
- 酸豆角 1 大匙（或是希臘橄欖 4 顆，切碎）
- 酸豆角的汁液 1 大匙又 1 小匙
- 芥末粉 1/2 小匙
- 蘿蔓生菜 1 大顆，切或撕成一口大小（或是將蘿蔓生菜縱切成 4 大瓣，直接將醬汁淋在上面）
- 洋蔥一顆，切碎
- 適量的鹽和胡椒

## 作法

1. 在食物調理機或果汁機中，以快速按壓手法將杏仁打成粗粉狀，放入密封盒中（其他的材料也會加入，所以請選正確的大小）
2. 在食物調理機或果汁機中，將大蒜、豆腐和油打至滑順，加入檸檬汁，酸豆或橄欖、酸豆的汁和芥末粉。打至均勻。
3. 用鹽和胡椒調味，可以視喜好加入更多的檸檬汁。
4. 將混合液倒入杏仁粉中，手打至滑順。加蓋冷藏 30 ～ 90 分鐘。
5. 上桌前，將生菜和洋蔥拌勻，同時一面少量地加入醬汁，以確保每一片生菜上面都覆蓋到醬汁。

沙拉

# 油醋＆沙拉醬
## Salad Dressings

　　要找到適用於但以理禁食規定的市售現成沙拉醬，幾乎是不可能的任務。大多數沙拉醬都有添加甘味劑，許多還有化學成分和乳製品。其實，自製沙拉醬真的很簡單又快速，只要你掌握以下幾個簡單的原則：

- 沙拉醬要搭配沙拉食材的味道。
- 有兩種類型的沙拉醬：油醋和乳狀。油醋類是油和某種酸性物質混合到乳化的狀態（將兩種通常不會混合的物體混在一起，例如油和醋）。乳狀沙拉醬通常包括了美乃滋（但以理禁食是使用豆腐美乃滋），而且通常是呈乳狀。
- 一般來說，油醋醬的酸與油的比例是 1:3，因添加的香料而略有不同。首先將液體和香料、鹽混在一起，然後慢慢地將油滴入，一面攪拌直到沙拉醬乳化成濃稠狀。最好立刻食用，若是要置放一陣子，就要在使用前再打勻一次。

## 基本油醋醬

（可製作 1 杯）

### 材料

- 紅酒醋 1/4 杯
- 乾奧勒岡 1 小匙，用手搓揉，讓油分釋出
- 大蒜 2 瓣，切末
- 第戎芥末醬 1/2 小匙
- 鹽 1 小匙
- 胡椒 1/2 小匙
- 特級橄欖油 1/2 杯

### 作法

1. 將紅酒醋、奧勒岡、大蒜、芥茉、鹽和胡椒量好分量，放入小碗中。
2. 將材料打勻，同時慢慢地將橄欖油滴入碗中，直到成乳狀。

## 芥末油醋醬

（可製作 1/2 杯）

### 材料

- 大蒜 1 瓣，切細末
- 第戎芥末醬 1 大匙
- 巴薩米可醋 3 大匙
- 醬油 1 小匙
- 適量的鹽和現磨黑胡椒
- 特級橄欖油 1/2 杯

### 作法

1. 將油以外的所有材料都放在小碗中。
2. 將材料打勻，同時慢慢地將橄欖油滴入碗中，直到成乳狀。

## 奶油豆腐美乃滋

（可製作 1/2 杯）

### 材料

- 豆腐美乃滋 1/2 杯
- 中型紅甜椒 1 顆，切末
- 葡萄乾 1/4 杯，切碎
- 蘋果醋 1 大匙
- 咖哩粉 1/4 小匙

### 作法

1. 將所有材料都放入小碗中，攪拌均勻。
2. 淋在包心菜沙拉或是生菜上。

## 大蒜芥末沙拉醬

（可製作 1/2 杯）

### 材料

- 大蒜 1/2 球
- 第戎芥末醬 1/2 小匙
- 蘋果汁 1/4 杯
- 巴薩米可醋 1/4 杯
- 特級橄欖油 2 大匙
- 鹽 1/2 小匙
- 現磨黑胡椒 1/8 小匙

### 作法

1. 將烤箱預熱至 200 度。
2. 將大蒜頂端切掉 1 吋，露出蒜瓣，用錫箔紙將大蒜包起，烤至變軟、變香，大約 40 ～ 45 分鐘。
3. 大蒜略為放涼，然後將蒜瓣擠出，放入食物調理機。
4. 加入剩下來的材料，打至滑順，視需要可加入更多的蘋果汁。
5. 最多可冷藏 7 天。

## 經典油醋檸檬醬

（可製作 4 份）

把這個食譜當作你創造自己作品的空白畫布。在基底油醋中，加入各式的香草。製作數日的用量，放在密閉容器中，可以冷藏多日。

### 材料

- 特級橄欖油 6 大匙
- 新鮮檸檬汁 1 又 1/2 大匙
- 喜歡的香草（加不加都可以）
- 鹽和現磨的黑胡椒

### 作法

1. 將油和檸檬打至乳化。
2. 加入乾燥或是新鮮的香草，繼續打。用鹽和胡椒調味。
3. 淋在沙拉醬上，即可上桌。

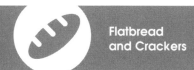

# 麵包＆餅類

Flatbread
and Crackers

但以理禁食期間禁止食用發酵食物，所以很多麵包、餅類都不能吃。但是，如果是未經發酵的猶太無酵麵包、印度麥餅或是墨西哥薄餅，就可以放心享用，這些也是湯和沙拉的最佳搭擋。

在這裡，除了無酵麵包外，你也會看到玉米脆片和脆餅的食譜。這些食譜都營養、美味，而且符合但以理禁食法的條件，你可以大量製作，並且存放在密封盒中。此外，和孩子一起做脆餅和扁麵包，是溫馨有趣的家庭活動，可以為你的禁食增添樂趣。

## 印度麥餅
（可製作 10 個）

印度麥餅和墨西哥薄餅很類似，都沒有用到泡打粉。它們很容易製作，而且只要放在密閉容器中，就很容易儲藏。印度麥餅在東南亞和非洲都很常見。

### 材料

- 細全麥麵粉 2 又 1/2 杯
- 鹽 1 小撮
- 水 2 杯（或是足以製作出柔軟麵糰的水量）

### 作法

1. 在大碗中將鹽和麵粉混合。
2. 在麵粉中挖個洞，倒入水，用手混合，製作出柔軟的麵糰。
3. 揉 5 分鐘，放回碗中，用濕布蓋上，放入冰箱冷藏 1 小時。
4. 將鑄鐵平底鍋用中大火加熱，直到非常地熱。
5. 將一小團麵糰桿成扁平、圓弧的形狀，放入鍋中，每面各烤約 1 分鐘。
6. 翻面後，輕輕地用毛巾壓一下，直到變黃。
7. 重複以上步驟，直到將所有的麵糰都用完。

# 無酵麵包 （可製作 6 份）

在我尋找適合在但以理禁食期間食用的麵包的過程中，我找到並且試作過這道無酵麵包食譜。這種麵包已經存在上千年了，有些學者認為，這種麵包和耶穌誕生前人們在炙熱太陽下的石頭上烤出來的麵包非常類似。這道食譜得花點時間製作，但是這麵包健康到你一整年都會想吃它！

## 材料

- 橄欖油 1/2 杯
- 水 1/2 杯
- 鹽
- 全麥麵粉 2 杯（一般用或製作糕餅用皆可）

## 作法

1. 烤箱預熱至 180 度
2. 在大碗中，將橄欖油、水和鹽攪拌在一起，直到混合後發泡。
3. 拌入小部分的麵粉，攪拌均勻，然後加入所有的麵粉，直到麵團如餅乾麵糰般。
4. 將麵團放置在抹過麵粉的檯面上，揉 5 分鐘。用廚房餐巾覆蓋住麵糰，休息 5 分鐘。
5. 在麵糰表面灑粉，然後將麵糰桿成和派皮一樣的厚度。用叉子在麵皮上刺幾個洞，讓烤的時候空氣可以釋出。將麵皮切成你喜歡的大小（我喜歡 2 吋見方的方塊，大一點也無妨）。
6. 將麵片放到不沾的烤盤上，或是鋪了烘培紙的烤盤上，進行烘烤。
7. 烤 8 ～ 10 分鐘，或直到略為變黃。只要調整溫度，就可以烤出較脆，或是較軟的麵包。

## 製作各種形狀的麵包

在製作麵包時，你可以依你的喜好，將麵團桿成各種不同的形狀，我常做的形狀有：

- **方形**：你可以把麵團桿開，切成一個個方形，做出來的麵包就會是漂亮的方形了。
- **圓形**：你也可以將麵糰壓扁，桿成圓形，像一個派皮那樣。記得用叉子在麵皮上刺幾個洞，烤的時候空氣才能釋出。

# 簡易版猶太無酵麵包

（可製作 6 份）

這道食譜很類似無酵麵包，而且完全符合猶太教義的烹調要求，因為它除了材料之外，其他的元素也都符合。總之，這道只需要麵粉和水的食譜很容易製作，也是你禁食期間飲食的極佳選擇。

**材料**

• 全麥糕點麵粉 2 杯
• 溫水

**作法**

1. 將烤箱預熱至 220 度，在兩個大烤盤上鋪上烘培紙。
2. 將麵粉放入大碗中，水少量地逐漸加入，混合直到變成柔軟的麵糰。
3. 將麵團放在撒過粉的檯面上，揉約 5 分鐘。用廚房餐巾覆蓋住麵糰，休息約 5 分鐘。
4. 取下一個大約雞蛋大小的麵糰，盡可能地拉薄，然後再桿成橢圓形的薄片。用叉子刺幾個洞。
5. 將麵皮放在烤盤上，放入烤箱，烤到變脆、彎曲，大約需 3 分鐘。
6. 放涼即可食用。

# 手工玉米脆片

（可製作約 1 磅脆片）

美國西南部的家庭在但以理禁食期間尤其想念玉米脆片。因為大多數在超市買得到的玉米脆片都是油炸的，也因此無法在禁食期間食用。但是這裡有個自製玉米脆片的食譜，很快就可以完成了。這道食譜的製作實在是太簡單了，但是先警告你，你可能得抵擋在玉米脆片一出爐就搶著要吃的家人！

**材料**

• 玉米粉 1 杯
• 油 1 大匙
• 鹽 1/2 小匙
• 滾水 3/4 杯（足夠做出適當黏度的水量）

**作法**

1. 預熱烤箱至 200 度。
2. 將玉米粉、油、鹽和水放在大碗中。
3. 舀起一小匙的混合料，放在抹過油的烤盤上（油要用多一點，因為很會沾黏）。
4. 將手指弄濕，將玉米粉團拍到很薄，或是用玻璃杯底（要沾粉或是弄濕，以避免沾黏）。
5. 大約烤 10 分鐘，然後撒上鹽。

麵包&餅類

203

# 手工脆餅

（可以製作約 1 磅脆餅）

製作脆餅既快又簡單，還十分有趣。可以用不同的調味料和不同的穀類製作。
試著用玉米粉加辣椒粉，黑麥加葛縷子或是蒔蘿子，或是全麥加大蒜粉。盡情
地實驗吧！如果用玉米粉、蕎麥粉或是其他無麩質粉製作，就連對麩質過敏的
人都可以安心地享用。這道食譜製作出來的脆餅屬於半脆、較鬆口感的類型。

## 材料

- 全麥麵粉 1 又 1/4
  杯（黑麥、蕎麥或是
  玉米粉都可以），分
  次使用
- 鹽 1/2 小匙
- 芥花油或橄欖油 2 大
  匙，視需要可再增加
- 水 4 大匙，視需要
  可再增加
- 調味料 1 小匙，如乾
  燥香草、辣椒粉、大
  蒜粉、洋蔥粉等（加
  不加都可以）

## 作法

1. 預熱烤箱至 200 度。
2. 用食物調理機將一杯麵粉、鹽和加不加都可以的調味
   料和油攪拌均勻。
3. 加入 3 大匙的水，攪拌均勻。慢慢加入更多的水，每
   次加水後要拌勻，再加入更多的水，直到形成一個扎
   實的麵糰。如果看起來太黏，可以再加一些麵粉。
4. 在檯面上灑麵粉（或是在烤盤大小的烘培紙上），然
   後將麵糰桿成約 1/8 吋的厚度，盡量均勻。如果麵糰
   太乾不容易桿，可以放回調理機內，加入更多的水。
   要避免沾黏，可以在手上和桿麵棍上撒粉。
5. 將桿好的麵糰放在撒過麵粉或是一些玉米粉的烤盤上
   （如果用烘培紙，就直接將烘培紙移到烤盤上）。
6. 烤約 10 ～ 15 分鐘，直到呈淡棕色。
7. 冷卻，掰開。如果製作好幾份，在第一份在烤的時候，
   即可製作第二份的麵糰。你可以重複使用烘培紙。

# 沾醬&抹醬
## Dips and Salsas

　　開胃菜和點心都是對抗飢餓、以健康食物滋養身體的好方法。在自製的脆餅、玉米脆片和切好的蔬菜上面，都可以塗抹醬料或是沾醬。

　　我製作了許多胡姆醬（Hummus，亦譯為鷹嘴豆泥醬），可以和芹菜、紅甜椒條或是胡蘿蔔條一起享用。我也喜歡製作味道濃郁的墨西哥莎莎醬，並且搭配自製的玉米脆片一起吃，或是搭配豆排漢堡也非常美味。

## 原味胡姆醬

（可製作 4 份）

胡姆醬是一種來自中東的豆製沾醬，在但以理禁食期間，是我們家固定愛用的食品。我會搭配切條的蔬菜、印度麥餅或是手工脆餅一起食用。胡姆醬有許多不同的變化，可以創造出各種吸引人的味道！

### 材料

- 鷹嘴豆罐頭 1 罐（15 盎司），瀝乾，但是汁液要保留
- 檸檬汁 3 ～ 5 大匙（或視個人口味添加）
- 芝麻醬 1 又 1/2 大匙
- 大蒜 2 瓣，切細末
- 鹽 1/2 小匙
- 橄欖油 2 大匙

### 作法

1. 將鷹嘴豆、檸檬汁、芝麻醬、大蒜和鹽放入果汁機或食物調理機內。加入 1/4 杯鷹嘴豆的汁液，低速打 3 ～ 5 分鐘，直到滑順。
2. 將沾醬倒入碗中，然後在中間挖一個洞，倒入 1 ～ 2 匙的橄欖油，攪拌均勻。
3. 用巴西里（可加可不加）裝飾。可立刻搭配生鮮蔬菜、手工脆餅或是扁麵包一起食用。

## 多層次微辣胡姆醬

（可製作 2 杯）

這道美味的胡姆醬食譜有些變化，需要罐頭鷹嘴豆，才能在短時間內製作出來。但是你也可以使用乾的鷹嘴豆，根據包裝上的指示去煮熟。辣椒讓這道溫和的沾醬添加嗆辣的口感。

### 材料

- 檸檬汁 3 大匙
- 水 1/4 杯
- 芝麻醬 6 大匙，攪拌均勻
- 橄欖油 2 大匙，還有一些要淋在胡姆醬上
- 鷹嘴豆罐頭 1 罐（15 盎司），瀝乾
- 大蒜 1 瓣，切末
- 1/2 小匙鹽
- 小茴香粉 1/4 小匙
- 辣椒粉 1 小撮
- 新鮮香菜 1 大匙，切末

### 作法

1. 在小碗中將檸檬汁和水拌在一起。
2. 在另一個小碗中，將芝麻醬和油攪拌均勻，放著待用。
3. 舀出 2 大匙的鷹嘴豆留作裝飾。其餘的鷹嘴豆、大蒜、鹽、小茴香粉和辣椒粉則放入食物調理機中，打到鷹嘴豆磨碎，大約需 15 秒。
4. 用橡皮刮刀將沾在內壁的醬往下推，加入檸檬汁與水混合液，繼續打 1 分鐘。
5. 加入芝麻醬混合液，繼續打到胡姆醬變得滑順，大約需 15 秒，視需要將內壁的醬往下推。
6. 將胡姆醬放入碗中，撒上保留的鷹嘴豆和香菜末，用保鮮膜包起來，靜置一陣子讓味道融合，至少需 30 分鐘。
7. 淋上橄欖油，即可上桌。

### 節省時間的小訣竅

如果你想在準備餐點時節省時間，可以提前 5 天製作這道醬料，將胡姆醬和提味食材分開保存，等到要吃的時候，再拿出來混合即可。上桌之前，如果覺得醬料太過濃稠（通常冷藏會讓醬料變得比較濃稠），可以拌入約 1 大匙的溫水，攪拌稀釋。再加上裝飾，即可上桌。

# 大蒜白豆沾醬

（可製作 6～8 份）

這個沾醬適合搭配切片的蔬菜、脆餅或是脆片。非常容易製作，冷藏可以存放數天之久。

**材料**

- 白豆罐頭 2 罐（各 15 盎司），瀝乾
- 切碎的烤大蒜 2 大匙
- 特級橄欖油 3 大匙
- 新鮮檸檬汁 3 大匙
- 鹽和胡椒
- 巴西里葉 1/4 杯，作為裝飾

**作法**

1. 在食物調理機內，將白豆、烤大蒜、橄欖油和檸檬汁打至滑順。
2. 用鹽和胡椒調味。
3. 用巴西里葉裝飾，配上喜歡的蔬菜即可食用。

# 番茄辣椒莎莎醬

（可製作 5 杯）

你可以提前製作這道沾醬，然後在接下來的幾天之內反覆享用。我喜歡用這道莎莎醬搭配生鮮蔬菜，包括切片的胡蘿蔔、黃瓜或是豆薯。我也喜歡在芹菜梗上塗滿莎莎醬，作為爽脆的點心。如果你沒煮過墨西哥料理，可能對煙燻墨西哥辣椒不熟。這是經過煙燻過程的哈拉朋諾辣椒，可以提供這道菜美妙的煙燻味。如果買不到，也可以用其他的辣椒取代。

**材料**

- 大番茄 3 顆，切小丁
- 番茄汁 1/2 杯
- 煙薰墨西哥辣椒 1 根，切末
- 紅洋蔥 1 顆，切細丁
- 大蒜 1 瓣，切末
- 新鮮的香菜葉 1/2 杯，切末
- 新鮮萊姆汁 1/2 杯
- 鹽和胡椒

**作法**

1. 將番茄、番茄汁、辣椒、紅洋蔥和大蒜放入中碗中，拌勻。
2. 少量地加入香菜、萊姆汁、鹽和胡椒，直到達到你喜歡的味道。
3. 加蓋，放入冰箱讓味道融合，至少 1 小時，至多可以存放高達 5 天。

## 香辛黑豆沾醬

（可製作 2 杯）

和大蒜白豆沾醬類似，這道香辛黑豆沾醬用來搭配切片蔬菜或是自製的脆餅、脆片都很棒。

### 材料

- 小番茄 1 顆，切丁
- 切丁的紅洋蔥 2 大匙
- 香菜 1 大匙，切碎，保留一些枝葉作為裝飾
- 黑豆罐頭 2 罐（各 15 盎司），瀝乾
- 小茴香粉 1 大匙
- 辣椒醬 2 小匙
- 鹽

### 作法

1. 將番茄、洋蔥和香菜放在碗中，打到碎。
2. 加入黑豆、小茴香、辣椒醬和鹽，打到幾近滑順。
3. 將沾醬刮入碗中，用香菜枝裝飾。
4. 搭配蔬菜或脆片食用，

## 嗆辣玉米莎莎醬

（可製作 4 ～ 6 份）

我喜歡這道食譜，不僅是因為它絕佳的滋味，更因為它的顏色鮮豔且誘人。這個莎莎醬可以搭配脆片或是蔬菜。我最喜歡用在炒豆腐中，增添意外的嗆辣味道。

### 材料

- 黑豆罐頭 1 罐（15 盎司），瀝乾
- 玉米粒罐頭 1 罐（15 盎司），瀝乾
- 哈拉朋諾辣椒 1 小匙（處理時要小心）
- 羅馬番茄 2 顆，去籽，切碎
- 中型紅甜椒 1 顆，去籽，切小丁
- 切碎的新鮮香菜 1/3 杯
- 切丁的紅洋蔥 1/4 杯
- 萊姆汁 1/4 杯
- 鹽 1 小匙
- 酪梨 1 顆，切丁
- 手工玉米脆片（食譜見 203 頁）

### 作法

1. 除了酪梨和脆片之外，將所有的材料放入大碗中拌勻。
2. 加蓋，至少冷卻 2 小時，然後在上桌前加入酪梨。
3. 搭配手工玉米脆片或是切片蔬菜食用。

## 手工酪梨醬

（可製作約 3 杯）

就沾醬而言，我最愛的就是這個酪梨醬了。酪梨溫和的甜味，和其他食材豐富的味道搭配得非常好。

### 材料

- 酪梨 3 顆
- 切末的洋蔥 2 大匙
- 大蒜 1 瓣，切末
- 辣椒 1 小根，切末（處理時要小心）
- 切碎的新鮮香菜葉 1/2 杯
- 鹽 1/4 小匙
- 小茴香粉 1/2 小匙（加不加都可以）
- 萊姆汁 2 大匙
- 適量的鹽

### 作法

1. 先準備好需切碎的材料，這樣子材料切好就可以和酪梨拌在一起。
2. 將一顆酪梨切半，移除核，將酪梨果肉挖出放入中碗中。用叉子將果肉搗碎，和洋蔥、大蒜、辣椒、香菜、鹽和小茴香粉拌在一起。
3. 將另外兩顆酪梨切開，去籽，連皮一起切丁。先將萊姆汁淋在酪梨丁上，再加入搗碎的酪梨果肉中。
4. 用叉子攪拌材料，直到所有的食材都混合，但是仍保持塊狀。如有需要，可以加入鹽調味，之後即可上桌（酪梨醬可以用保鮮膜直接黏貼住表面，冷藏一天。要食用前，先讓酪梨醬回溫，最後一刻才移除保鮮膜）。

## 黑橄欖酸豆醬

（可製作 4 份）

黑橄欖酸豆醬很容易製作，是個味道豐富的開胃沾醬，也很適合用來當開胃菜的抹醬。可以用來搭配脆片、脆餅。另外，搭配豆薯片（口感接近馬鈴薯）不但可以提高蔬菜的攝取量，又不會增加卡洛里。

### 材料

- 去籽黑橄欖 20 個，略切
- 酸豆 1 大匙，瀝乾切碎
- 新鮮檸檬汁 1 小匙
- 特級橄欖油 2 小匙
- 適量的現磨黑胡椒

### 作法

1. 將橄欖、酸豆、檸檬汁和橄欖油放入碗中，拌勻。
2. 用現磨黑胡椒調味。
3. 搭配豆薯、脆片或脆餅一起上桌。冷藏存放在密封盒中，可以保存將近 30 天。

## 加勒比海芒果莎莎醬

（可製作 5 杯）

這道沾醬的靈感來自於加勒比海，搭配印度麥餅作為點心，或是搭配玉米脆片當成開胃菜，都很適合，要搭配主菜也可以。你也可以把莎莎醬當成沙拉醬使用，淋在生菜上，風味十足。

### 材料

- 黑豆 1 杯，自煮或是罐裝皆可
- 芒果 2 顆，去籽，切細丁
- 中型的紅甜椒 1/2 顆，去核去籽，切細丁
- 中型的青椒 1/2 顆，去核去籽，切細丁
- 中型的紅洋蔥 1/2 顆，切細丁
- 鳳梨汁 3/4 杯
- 新鮮萊姆汁 1/2 杯
- 切碎的新鮮香菜葉 1/2 杯
- 小茴香粉 2 大匙
- 辣椒 1 小根，去籽切細末（處理時要小心）
- 適量的鹽和現磨黑胡椒

### 作法

1. 當你在準備材料時，直接把它們放入一個中型碗中，輕柔地拌勻，加入鹽和胡椒。
2. 用保鮮膜包起，放入冰箱冷藏至少 1 小時讓味道融合，可以在冰箱冷藏至 4 天。

點　心　　　　　　　**Snacks**

　　一天吃兩次點心，不但讓你不用挨餓，而且研究顯示，還有助於減重和消化。吃點心的關鍵就在於，點心分量和正餐分量並不同，例如，點心分量的生杏仁是 1/4 杯，大約 10 顆。

　　我將點心分量的堅果裝入夾鏈袋中。我會在車裡會放個幾袋，好應付離家時的飢餓感。

## 酥脆甘藍脆片　　　　　　　　　（可製作 8 份）

我找到這道食譜，為它所提供的（沒有罪惡感的）酥脆而欣喜不已。清淡、酥脆而且帶有鹹味，讓這些脆片成為油炸脆片的絕佳替代品，既不會讓我們的臀部變大，也不會讓膽固醇升高。

**材料**

- 甘藍葉 6 杯，去梗
- 蘋果醋 1 大匙
- 橄欖油 2 大匙
- 鹽 2 小匙（這個分量吃起來很鹹，你可能想要減少用量，再讓甘藍脆片均勻沾上）

**作法**

1. 將烤箱預熱至 180 度。
2. 將甘藍葉切成 2 ～ 3 寸大小
3. 將醋、油和鹽放入大碗中拌勻，加入甘藍葉，用手拌勻，要確認所有的葉面都有覆蓋到混合液。
4. 將葉子放在烤盤上（我喜歡用烘培紙，清理比較方便），烤到酥脆。大約需 20 分鐘。如果甘藍葉沒有滋滋作響，或是變得酥脆，就將溫度提高到 200 度。
5. 烘烤的時間會因脆片的大小和想要的酥脆度而有所不同。邊緣會熟得比靠近梗子的部分快。

**切甘藍的小訣竅**

我發現用廚房剪刀是去除葉梗的最佳方式。我在甘藍葉上減出大大的 V 型，然後移除硬梗。這是簡單又快速的方法！

點心

211

# 香烤豆子

（可製作6杯）

大多數人根本不會想到要拿豆子當點心。但是這裡提供另一道很棒的食譜，可以取代讓人發胖的堅果和脆片。

**材料**

- 乾燥的菜豆6杯，至少浸泡8小時
- 洋蔥1大顆，切成4塊
- 芹菜2根，切成大塊
- 橄欖油3大匙
- 鹽和香料

**作法**

1. 在浸泡過菜豆後，將菜豆放入鍋中，用新鮮的水加入洋蔥和芹菜一起煮。瀝乾，扔掉洋蔥和芹菜。
2. 在餅乾烤盤上抹上一層橄欖油，然後放上豆子，滾動一下，直到豆子均勻沾到油。
3. 用90度的低溫慢烤4～8小時。烤到脆時，從烤箱內取出豆子，拌入鹽和香料。

**豆子達人的煮豆秘方**

將洗好的豆子放入大鍋中，每磅豆子（約2杯）就加6杯新鮮的水，或是比豆子表面要高出1吋的水量（避免水沸騰時溢出來）。加入1～2大匙的油和喜歡的調味料。鍋蓋不要完全密封，用小火滾煮，直到豆子變軟，大約1.5～2小時。如果需要的話，可以添加熱水，必須維持豆子被水覆蓋的狀態。最好的辦法就是經常試吃，然後自行決定豆子什麼時候算熟了。

# 綜合堅果

（可製作4杯）

無論是在但以理禁食期間，或是在平常時期，都可以在家中儲放一定存量的健康點心。你可以利用以下的指示製作，或是根據自己的喜好來調整食譜。這樣的健康點心有許多變化的可能性，只要確認食材選擇符合禁食的條件即可。

**材料**

- 切碎的杏桃乾和（或）梨子乾1/2杯
- 切碎的蘋果乾和（或）蜜棗1/2杯
- 葡萄乾或切碎的椰棗1/2杯
- 葵花子和（或）南瓜子1又1/2杯
- 無鹽堅果（花生、核桃和杏仁）1杯

**作法**

1. 將所有的食材在大碗中混合。
2. 儲存在密封盒中。

# 香辣爆米花

（可製作 8 份）

拿出你的爆米花機，幫自己和家人製作美味點心吧！這些食譜的材料是乾燥的玉米粒。大多數微波爐的爆米花都含有但以理禁食期間不可以吃的東西。不過有越來越多的食品製造商開始明白，大家不喜歡食物中的化學物質了。所以，如果你考慮要採用微波爐爆米花的話，仔細閱讀成分說明。

**材料**

- 玉米粒 1 杯
- 植物油 2 大匙
- 匈牙利紅椒粉 1/2 小匙
- 鹽 1 小匙
- 大蒜粉 1/2 小匙
- 小茴香粉 1 小匙
- 辣椒粉 1/4 小匙
- 橄欖油噴瓶

**作法**

1. 用爆米花機將玉米粒爆開，或是用中大火加熱鍋中的油，加入玉米粒，蓋上鍋蓋，經常搖動鍋子。
2. 在小碗中將所有的香料拌勻。
3. 將爆好的玉米粒放入噴過橄欖油的大碗中，撒上香料粉拌勻。

# 嗆辣咖哩花生爆米花

（可製作 8 份）

我要先警告你，這道點心的製作過程很混亂，但是對孩子而言很有趣，而且它的味道非常嗆辣，好吃極了！

**材料**

- 玉米粒 1/2 杯
- 植物油 2 大匙（如果採用爆米花機就可以省略）
- 100% 不含鹽的純花生醬 2 大匙
- 咖哩粉 1 小匙
- 辣椒醬 1 小匙

**作法**

1. 將玉米粒爆開，可用氣炸式爆米花機；或是用中大火加熱鍋中的油，加入玉米粒蓋上鍋蓋，經常搖動鍋子。
2. 將爆米花倒入大碗中。
3. 將花生醬、咖哩粉和辣椒醬放在小碗中，用微波爐加熱 30 秒，攪拌均勻。如果覺得醬太濃稠，可以加一點熱水讓它變軟成乳狀。
4. 小心地將辣花生醬淋在爆米花上，用兩根木湯匙或是帶了塑膠手套的雙手，輕柔地將爆米花和辣花生醬拌成小小的團塊。

點心

## 多口味米香

（可製作 1～2 份）

你可能得在超市的天然食品區找找有沒有不含化學成分和甘味劑的米香。我最喜歡的米香是用糙米製作，只加一點點鹽。有折扣的時候我會大量購買，再配上不同的配料來享用。

**材料**

- 米香（糙米製成）2 塊
- 花生醬 2 大匙
- 葡萄乾 1/4 杯

**作法**

1. 將花生醬塗在米香上。
2. 放上葡萄乾，即可食用。

**製作你喜歡的口味**

- 加上香蕉切片、切碎的堅果，或是新鮮的生薑末。
- 抹上胡姆醬，再淋上新鮮的莎莎醬。
- 在米香上面抹上壓碎的酪梨，再放上番茄片和生菜。
- 發揮想像力，把米香當作是畫布，而但以理禁食期間的可用食材就是你的顏料。

## 綜合零嘴包

好吧，我承認有罪！有時候，當我在開車或是在外辦事時，我會特別想吃某種食物。於是，我開始製作我自己的零嘴包，作為突來飢餓感的緊急救難包。我的車上和餐櫥中都有存貨。製作自己的零嘴包不但省錢，而且有助於控制攝取的分量。

**材料**

- 1 包點心分量的夾鏈袋
- 各種單一分量的點心（符合但以理禁食的食物清單），一些建議包括：杏仁、綜合堅果、水果乾、花生、葡萄乾、葵瓜子脆餅（市售的要確認一下成分）、核桃（我的最愛）

**作法**

1. 將單一分量的點心放入個別的夾鏈袋中，封好。
2. 將所有的點心放入密封盒中，或是更大的夾鏈袋中，以保持鮮度。
3. 將點心放在餐櫥、車上、午餐盒、書桌抽屜或是你可能會需要的地方。

# 烤鷹嘴豆

（可製作 4～6 份）

這是個酥脆、像堅果般的點心，而且也可以取代油膩、讓人發胖的脆片。

## 材料

- 自己煮熟或是罐頭
  的鷹嘴豆 4 杯
- 鹽 1/2 小匙
- 橄欖油 4 大匙

## 作法

1. 將烤箱預熱至 200 度。
2. 將鷹嘴豆瀝乾，並且用廚房紙巾拍乾。在大碗中，
   拌勻油和鹽，加入鷹嘴豆，拌勻。
3. 將鷹嘴豆鋪放在烤盤上。
4. 烤 45 分鐘，每隔 15 分鐘要翻動一下，要小心不要
   把豆子燒焦了。
5. 當鷹嘴豆變成黃色，而且完全乾燥時就烤好了。如
   果烤得不夠，就再多烤一會兒，每 5 分鐘翻動一下。
6. 放涼後，收入密封盒中儲藏。

# 蔬菜水果點心包

另一個幫助你和家人禁食成功的方法，就是家中隨時都有可口的蔬菜和水果。
當我買菜回來後，會盡可能地清潔、去皮和修整這些蔬果。你可以自製一些蔬
菜水果點心包，作為上學、上班、課後和其他時間的點心。這種新的作法可以
延續到禁食結束後，變成一種持續的健康習慣。

## 材料

- 你喜歡的水果，例如蘋果、
  香蕉、櫻桃、葡萄、芒果、
  木瓜、梨子、櫻桃、藍莓、
  草莓、甜瓜、柳丁
- 你喜歡的蔬菜，例如胡蘿
  蔔、芹菜、黃瓜、豌豆莢、
  蘿蔔、甜椒、番茄、四季豆、
  花椰菜、白色花椰菜

## 作法

1. 食用這些天然蔬果饗宴的方式簡直是數不清。
   你可以製作綜合蔬果盤，配上自製的胡姆醬。
2. 和孩子一同享樂！把蔬果都陳列出來，發給每
   個孩子一個紙盤，讓他們用蔬果排出一張面孔。
   當然，重點就在於完成藝術作品後，要他們把
   蔬果吃掉！
3. 主菜可以搭配蔬菜水果食用，而不用特別搭配
   沙拉。
4. 提供水果來取代甜點。

點
心

# 萬用調味醬＆低卡美乃滋
## Condiments and Extras

在但以理禁食期間，你可能會遭遇到的另一個挑戰，就是找到符合禁食條件的調味料。再一次提醒你，自己製作往往是最好而且最便宜的方法。

在這裡，你會找到低卡豆腐美乃滋（用豆製品作出來的美乃滋）和不含甘味劑的番茄醬。它們讓我非常滿意，每一份的卡洛里含量都很低，這實在令人高興。

## 豆漿美乃滋

（可製作 1 杯）

用豆漿自製美乃滋，簡單到我再也不買美乃滋了。它可以使用的範圍，就和一般市售美乃滋一樣。要增減這份食譜時，要注意維持豆漿和油的 1:1 比例，例如 1 杯豆漿，然後是 1 杯油。其他的材料也可以視自己喜好而調整、改變。

### 材料

- 豆漿 1/2 杯
- 新鮮檸檬汁 2 大匙
- 適量的海鹽（從 1 小撮開始，逐漸增加）
- 蘋果醋 1 大匙
- 芥花油或是橄欖油 1/2 杯

### 作法

1. 將豆漿、檸檬汁、鹽放入果汁機中攪拌。
2. 在攪拌時，慢慢、穩定地加入油。
3. 調味，並且在這個階段發揮創意，加入香草或是香料。打到均勻。
4. 用密封盒冷藏。

## 豆腐美乃滋 (可製作 1 杯)

正如你所知，一般的美乃滋是用雞蛋製成，而那是禁食期間不可食用的。這個美乃滋不但適合禁食期間食用，全年都可以放心使用。

**材料**

- 切丁的嫩豆腐 1 杯
- 橄欖油 4 大匙
- 新鮮檸檬汁 3 小匙
- 濃縮蘋果汁 1 小匙
- 海鹽 1/4 小匙

**作法**

1. 將豆腐、橄欖油、檸檬汁、蘋果汁和鹽放入果汁機中。加蓋打到滑順。
2. 放入密封盒中冷藏。

## 草莓美乃滋沾醬 (可製作 3/4 杯)

這道沾醬可以搭配蔬菜或水果。你可以用它搭配胡蘿蔔條、燙過的花椰菜、略煮過的蘆筍、整顆草莓、香蕉切片和鳳梨塊。如果想要大膽一點的口味，可以試著加一點大蒜末。

**材料**

- 豆腐美乃滋 1/2 杯
- 壓碎的草莓 1/4 杯

**作法**

1. 將豆腐美乃滋和壓碎的草莓混在一起，就是沾醬或是沙拉醬了。

## 手工健康番茄醬 (可製作 3 杯)

這是製作快速、方便的無糖番茄醬，趕快來試做看看吧！

**材料**

- 番茄糊 1 杯
- 番茄泥 2 杯
- 蘋果汁 2 大匙
- 猶太鹽 1 小匙
- 丁香粉 1/4 小匙
- 多香果粉 1/8 小匙

**作法**

1. 將番茄糊、番茄泥、蘋果汁、鹽、丁香粉和多香果粉放入一個大鍋中攪拌。用中火煮滾；將火轉小，不加蓋滾煮，直到變濃稠，大約需 20 分鐘。
2. 舀入密封盒中，放入冰箱冷藏。

## 新鮮香蘋番茄醬 （可製作 4 杯）

### 材料

- 熟番茄 4 又 1/2 磅，去
  籽，略切
- 蘋果汁 2 大匙（或是達
  到想要味道的量）
- 黃洋蔥 2 顆，略切
- 芹菜葉 1/2 杯
- 蒸餾白醋 1/2 杯
- 猶太鹽 1 小匙
- 月桂葉 1 片
- 丁香粉 1/4 小匙
- 多香果粉 1/8 小匙

### 作法

1. 將番茄、蘋果汁、洋蔥、芹菜葉、醋、鹽、月桂葉、丁香粉和多香果粉都放在大鍋中攪拌。用中火煮滾，將火轉小，不加蓋滾煮至濃縮，約需 3 小時。
2. 調味，並調整甜度。取出月桂葉並將 1/4 的番茄醬放入果汁機或食物調理機中，打至滑順。過濾，重複這步驟，直到所有的番茄醬都過濾完成。
3. 舀入密封盒中，放入冰箱冷藏。

## 印度什香粉

這種綜合香料在北印度和其他的南亞國家非常普遍。這是一種帶有噴香辣度的綜合香料，使用的效果就是極為豐富的味道。你很可能已經擁有製作印度什香粉的所有材料了。自己製作的好處是可以調整味道，甚至加入其他喜歡的香料。

### 材料

- 小茴香粉 1 大匙
- 胡荽子粉 1 又 1/2 小匙
- 荳蔻粉 1 又 1/2 小匙
- 胡椒粉 1 又 1/2 小匙
- 肉桂粉 1 小匙
- 生薑粉 1/2 小匙
- 丁香粉 1/2 小匙
- 肉豆蔻 1/2 小匙

### 作法

1. 將所有的材料放入碗中，攪拌均勻。
2. 放在密封盒中，可以用在清湯、濃湯或是燉菜中。

## 香醇腰果醬 （可製作 2 杯）

這是取代花生醬的一種選項，可以用在其他食譜中，無論是製作沙拉醬或是讓醬汁變濃郁，都非常好用。記得要採用密封的完整腰果，因為成分的關係，腰果酸壞速度非常地快。也可以用相同的方法製作花生醬喔！

### 材料

- 無鹽、完整的腰果 2 杯（最好是生的）
- 植物油 2 大匙（或更多）
- 鹽 1/4 小匙

### 作法

1. 將腰果、2 大匙的油和鹽放入食物調理機或是果汁機中，用高速打 30 秒。
2. 用橡皮刮刀將內壁上的材料往下推；繼續打，直到腰果醬變得滑順。
3. 加入少量的油以達到理想的濃稠度。
4. 儲存在密封盒中，冷藏直到要使用。可以用在菜餚中，或是取代花生醬。

## 腰果奶油醬 （可製作約 1 又 1/4 杯）

越來越多的人用腰果奶油醬來取代鮮奶油。如果你正在進行但以理禁食，遇到需要鮮奶油時，這是非常棒的替代品。可以將腰果奶油醬放在冰箱內冷藏，要用時再取出。也可以將它冷凍起來，最好在六個月內使用完畢。

### 材料

- 完整的生腰果 2 杯（不要使用碎腰果，往往會太乾），用冷水沖洗乾淨
- 水（適量，視情況可增減）

### 作法

1. 將腰果和足以覆蓋住堅果的水一起放在碗中。蓋住，放入冰箱過夜。
2. 瀝乾腰果，用新鮮的冷水沖洗。
3. 將腰果放在食物調理機或是果汁機內；加入剛好夠覆蓋住腰果的水量，以高速打數分鐘，直到滑順。
4. 這會製作出濃稠的腰果醬，可以用在清湯、濃湯或是沙拉醬中。如果你需要更清淡的腰果醬，加入更多的水即可。
5. 可以在冰箱內冷藏保存數日。

## 仿菲達起司醬

（可製作約 1 磅）

用這個取代沙拉或義大利麵中所需要的菲達起司。最好是在要用到的前一天先製作好，不過沒有時間的話，用到時再製作也可以。事先做好的好處是，在製作本書列出的任何一道沙拉時，隨時都可以撒上一些，增加美味。

### 材料

- 橄欖油 1/4 杯
- 水 1/4 杯
- 蘋果醋 1/2 杯
- 鹽 2 小匙
- 乾羅勒 1 大匙
- 乾奧勒岡 1 小匙
- 乾洋蔥 1/2 小匙
- 胡椒粉 1/2 小匙
- 辣椒片 1 小撮
- 老豆腐 1 磅，切塊或壓碎

### 作法

1. 將豆腐以外所有的材料都放入碗中。
2. 加入豆腐攪拌。靜置至少 1 小時。

—— • ——

# CHAPTER 12

# 21 天禁食菜單

Daniel Fast Menus

我們前面有提到,越來越多人以祈禱和禁食展開新的一年。最常見到的方式是從元旦之後的第一個星期天開始,進行連續二十一天的禁食。

以下是一個示範的二十一天菜單,其中包括三餐和點心。你可以照著這份菜單吃,也可以從食譜中的早餐部分挑選早上要吃的食物,中餐和晚餐則從主菜、配菜、沙拉、湯品、漢堡、麵與飯的食譜中,自行選擇搭配。通常,一道主食加一道沙拉,就可以吃得非常飽足。記住,這是一個注重靈性的禁食計畫,要重視飲食的簡單和適量。

另外附上空白的菜單計畫表,你可以影印下來重複使用,或是從網站下載、列印更多的空白菜單計畫表,網址為:http://www.Daniel-Fast.com

## 示範菜單

| 天數 | 早餐 | 中餐 |
|---|---|---|
| 第 1 天 | 穀片（任選 1 種）、豆漿、水果切片 | 青蔬噴香炒飯、蘋果 |
| 第 2 天 | 酸辣什錦捲餅 | 獨門辣豆湯、胡蘿蔔條和芹菜條（沾醬自選） |
| 第 3 天 | 蘋果派風味燕麥片、豆漿、切片蘋果 | 豐盛香料蔬菜湯、青蔬飽食沙拉（配油醋醬） |
| 第 4 天 | 莓果香蕉精力湯、生腰果 | 摩洛哥風味濃湯、青蔬沙拉、蘋果切片 |
| 第 5 天 | 杏仁果乾格蘭諾拉、豆漿、香蕉切片 | 紅酒香檸扁豆湯、芹菜條（配花生醬） |
| 第 6 天 | 薑黃豆腐炒鮮蔬、柳丁切片 | 經典白豆湯、青蔬沙拉、新鮮柳丁 |
| 第 7 天 | 燕麥片（任選 1 種）、豆漿、香蕉切片 | 德墨風味辣豆鍋、青蔬沙拉、新鮮蘋果 |
| 第 8 天 | 美味蘋果炒糙米飯、柑橘切片 | 黑豆糙米鑲甜椒、芹菜條和胡蘿蔔條（沾醬任選） |
| 第 9 天 | 馬鈴薯青蔥烘餅、新鮮葡萄柚切半 | 黃金胡蘿蔔湯、香柚酸辣燉飯 |
| 第 10 天 | 瑞士風味四種穀片、豆漿、蘋果切片 | 青蔬噴香炒飯、蘋果 |
| 第 11 天 | 莓果香蕉精力湯、杏仁或核桃 | 獨門辣豆湯、胡蘿蔔條和芹菜條（沾醬任選） |
| 第 12 天 | 香蕉麥麩穀片、豆漿、蘋果切片 | 中式炒時蔬、印度麥餅 |
| 第 13 天 | 咖哩炒豆腐、柳丁切片 | 低卡包心菜湯、水果切片 |
| 第 14 天 | 酸甜番茄炒豆腐、水果切片 | 豐盛香料蔬菜湯、青蔬飽食沙拉（配油醋醬） |
| 第 15 天 | 草莓燕麥精力湯、香蕉切片 | 摩洛哥風味濃湯、青蔬沙拉 |
| 第 16 天 | 瑞士風味四種穀片、豆漿、蘋果切片 | 紅酒香檸扁豆湯、芹菜條（配花生醬） |
| 第 17 天 | 東印度芒果奶昔精力湯、杏仁或核桃 | 經典白豆湯、青蔬沙拉、新鮮柳丁 |
| 第 18 天 | 咖哩炒豆腐、柳丁切片 | 德墨風味辣豆鍋、青蔬沙拉、新鮮葡萄 |
| 第 19 天 | 酸辣什錦捲餅、柳丁切片 | 黑豆糙米鑲甜椒、芹菜條和胡蘿蔔條（沾醬任選） |
| 第 20 天 | 香蕉麥麩穀片、豆漿、蘋果切片 | 原味黑豆濃湯、核桃番茄沙拉 |
| 第 21 天 | 馬鈴薯青蔥烘餅、新鮮葡萄柚切半 | 經典地瓜沙拉、蘋果切片 |

| 晚餐 | 點心 |
|---|---|
| 獨門辣豆湯、青蔬沙拉、柳丁切片 | 蔬菜拼盤（配胡姆醬） |
| 豆排漢堡（任選 1 種）、芒果醬汁黑豆沙拉、蘋果切片 | 水果切盤、杏仁 |
| 德墨風味辣豆鍋、驚喜三色沙拉、水果切盤 | 胡蘿蔔條和芹菜條（配大蒜白豆沾醬） |
| 橘香豆蔬沙拉、克莉絲汀薑黃飯、蘋果切片 | 水果串 |
| 紅醬烤包心菜捲、水果串 | 胡蘿蔔片（配香辛黑豆沾醬） |
| 土耳其沙拉、豐盛香料蔬菜湯 | 香味烤地瓜 |
| 蔬菜豆腐咖哩、青蔬沙拉、水果盤 | 蔬菜拼盤（配胡姆醬） |
| 簡便慢鍋蔬菜湯、青蔬沙拉、柳丁切片 | 蔬菜拼盤（配豆腐美乃滋） |
| 青蔬噴香炒飯、水果盤 | 水果切盤 |
| 莎莎醬豆排漢堡、咖哩豆子飯沙拉、柳丁切片 | 胡蘿蔔條和芹菜條（配大蒜白豆沾醬） |
| 托斯卡尼豆湯、青蔬沙拉（提味材料任選） | 水果串 |
| 獨門辣豆湯、鮮甜玉米沙拉 | 蔬菜拼盤、杏仁或胡桃 |
| 蔬菜豆腐咖哩、水果盤 | 香味烤地瓜 |
| 青蔬噴香炒飯、青蔬沙拉、柳丁切片 | 水果盤 |
| 獨門辣豆湯、青蔬沙拉、柳丁切片 | 胡蘿蔔條和芹菜條（配大蒜白豆沾醬） |
| 豆排漢堡（任選 1 種）、芒果醬汁黑豆沙拉、蘋果切片 | 水果串 |
| 德墨風味辣豆鍋、驚喜三色沙拉、水果拼盤 | 香烤豆子、水果切片 |
| 橘香豆蔬沙拉、克莉絲汀薑黃飯、蘋果切片 | 蔬菜拼盤（配胡姆醬） |
| 紅醬烤包心菜捲、水果串 | 蔬菜拼盤（配豆腐美乃滋） |
| 土耳其沙拉、豐盛香料蔬菜湯 | 水果切盤 |
| 大力水手漢堡、青蔬沙拉、水果盤 | 香味烤地瓜（配豆腐美乃滋） |

## 菜單計畫表

| 天數 | 早餐 | 中餐 |
|---|---|---|
| 第 1 天 | | |
| 第 2 天 | | |
| 第 3 天 | | |
| 第 4 天 | | |
| 第 5 天 | | |
| 第 6 天 | | |
| 第 7 天 | | |
| 第 8 天 | | |
| 第 9 天 | | |
| 第 10 天 | | |
| 第 11 天 | | |
| 第 12 天 | | |
| 第 13 天 | | |
| 第 14 天 | | |
| 第 15 天 | | |
| 第 16 天 | | |
| 第 17 天 | | |
| 第 18 天 | | |
| 第 19 天 | | |
| 第 20 天 | | |
| 第 21 天 | | |

| 晚餐 | 點心 |
|---|---|
| | |
| | |
| | |
| | |
| | |
| | |
| | |
| | |
| | |
| | |
| | |
| | |
| | |
| | |
| | |
| | |
| | |
| | |
| | |

———— • ————

# CHAPTER 13

# 搭配禁食的 21 天靈修課

Twenty-One-Day Daniel Fast Devotional

研究顯示，目前全世界有二十一億基督徒，這樣的人數多得非常驚人！基督信仰涵蓋了兩萬零八百個以上的宗派，這樣的教會數量也大得非常驚人！但是我懷疑，到底有多少個自稱基督徒的人，會發自心底地自認是耶穌基督的「門徒」呢？

為什麼要這樣區別？很多人上教會，我們可以稱他們為「有上教會的人」。但是「門徒」就不同了。基督的門徒，是學習、遵守導師的教誨，追隨祂的道理而活的人。當你追隨基督時，你不會只考量或遵守祂的部分教誨，然後忽略其他的。不，門徒會將祂的教誨視為完全的真理，並且根據這些真理去塑造自己的人生。

我能夠毫不猶豫地說我是基督徒，那正是我的標籤。但是披在我身上的大氅，是「我是基督的門徒」。基督和祂的教導塑造我的人生、決定我的未來，是我生命一切的基礎。

身為門徒，我學習、研讀上帝的話語，以發掘更多我應該如何生活、行事的道理。這是個終生的過程，帶給我無法估量的喜悅、知識、平安和超自然的力量。我希望你也能自稱是基督的門徒。

以下這段祈禱文摘自〈歌羅西書〉（哥羅森書）1 章 9-20 節，我期許它能啟發你的信心，在你體驗但以理禁食的期間，能強化你與神同行的道路。為此，我會不斷地為你們祈禱：

求上帝使你們從聖靈得到各樣的智慧和理解力，能夠充分地認識他的旨意。這樣，你們的生活就會合乎主的要求，凡事使他喜歡。同時，你們會在生活上結出各種美好的果子，對上帝的認識也會增進。願你們從他榮耀的權能中得到堅強的力量，有耐心忍受一切。

要以快樂的心感謝天父，因為他使你們有資格分享他為信徒們在那光明的國度裡所保留的福澤。他救我們脫離了黑暗的權勢，使我們生活在他愛子的主權下。藉著他的愛子，我們得到自由──我們的罪得赦免。

基督是那看不見的上帝的形像，是超越萬有的長子。藉著他，上帝創造了天地萬有：看得見和看不見的，包括靈界的在位者、主宰者、執政者，和掌權者。藉著他，也為著他，上帝創造了整個宇宙。

基督在萬有之先就存在；萬有也藉著他各得其所。他是教會的頭，也就是他身體的頭；他是新生命的源頭。他是長子，首先從死裡復活，目的是要在萬有中居首位。上帝親自決定使兒子有他自己完整的特質。藉著兒子，上帝決定使全宇宙再跟自己和好。

## DAY 1 ▸ 初收的獻禮

> 每年初收的農作物和獻給我的特別禮物都要歸祭司。人民烤餅的時候，要把第一塊給祭司，這樣，我就賜福給他們的家。
>
> ——以西結書（厄則克耳）44:30

今天是你禁食的第一天。你正踏入一個餵養你的「魂」、強化你的「靈」並且更新你的「身體」的不同經驗中。透過進入這段特殊的時光，你將自己獻給上帝和祂的道路。

現今已經很少聽到「初收的獻禮」這個說法了。但是對舊約中的信徒們而言，這是一種生活方式。有許多方式讓你進行初收的獻禮。在〈以西結書〉44 章 30 節中，我們看到初收的作物是給祭司。所以在這個將自己獻給祈禱與禁食的第一天，你可以對你至高無上的祭司耶穌說：「主，今天我將初收的自己獻給祢。我將祢放在我生命中的首位。」

上帝也要求我們獻出從自身資源所收成的初收的果實，正如上帝指示以色列人獻出他們的農作物那樣。這個承諾的回報是「賜福給他們的家」。你還記得該隱（加音）與亞伯（亞伯爾）獻祭給上帝的故事嗎？亞伯獻出了羊群中的頭胎羔羊，取悅了上帝。該隱卻沒有取悅祂。學者們推論，是因為該隱所獻祭的並非他所能拿出的最好的獻禮，而是剩餘的東西，所以上帝拒絕了他的獻禮。

神不要我們剩下來的時間和殘餘的力量。祂要成為我們生命中的首要。祂要我們給他最好的。透過聖經，祂告訴我們要把祂放在首位。〈馬

太福音〉（瑪竇福音）6 章 33 節說：「你們要先追求上帝主權的實現，遵行他的旨意，他就會把這一切都供給你們。」

當我們把上帝放在生命的首位，讓祂成為我們做任何事情的唯一力量，我們就能擁有祂準備好給我們的一切。〈詩篇〉（聖詠集）103 章 1-2 節說得很美：「我的靈啊，要頌讚上主！要用整個身心頌讚他的聖名！我的靈啊，要頌讚上主，不要忘記他的仁慈。」

上帝要求成為我們生命中的首位，是因為祂渴望我們的注意力或是需要我們的崇拜嗎？我相信祂之所以這樣要求，是因為祂對我們的強大而無法測量的愛。祂想向我們傾注祂的慈悲、恩典、善美、智慧和祝福。祂想要我們成就祂所創造出來的完整，好讓我們體驗到神奇的生命，並且完成祂為我們計畫好的美好一切。

祂為我們所計畫的偉大人生是如此地不可思議，唯有在我們貼近祂時才可能實現。相同地，祂的愛與照顧也是如此地深刻、寬廣，祂想要和我們每個人都擁有親密且慈愛的關係，而我們必須在與祂親近時，才能分享那種連結。我們知道，生命的敵人像咆哮的獅子般來回走動，尋找可以吞噬的獵物，目的是要竊取、殺戮並且摧毀我們。而我們需要天父的保護、安慰與力量，才能捍衛自己，並且贏得勝利。

你聽見聖靈（聖神）平靜而微小的聲音在呼喚你靠近嗎？你聽見上帝在召喚你調整自己的生命嗎？在你祈禱與禁食的期間，正是發現祂有多麼渴望你的最佳機會。向祂敞開你的心，尋求祂的智慧和安慰。祂會指點你、引導你，把你拉進祂與祂的道路之中。祂的雙臂永遠是敞開的，所以，回應祂溫暖而慈悲的邀約，進入吧！

DAY 2 ▸ **藉著真理而聖潔**

正如我不屬於世界，他們也不屬於世界。求你藉著真理使他們把自己奉獻給你；你的話就是真理。正如你差遣我進入世界，我也差遣他們進入世界。

——約翰（若望）福音 17:16-18

在基督展開祂通往釘十字架的旅程前不久，他向天父提到我們。作為我們的支持者，他在坐上神的右手邊之前就開始為我們祈禱了。他為我們懇求，求天父祝福、保佑我們。他其中一回的祈禱，就是「求祢藉著真理使他們聖潔」。

「使人聖潔」的希臘文是 hagiazo，這個字的意思是「使聖化、淨化或是奉獻」，其中「奉獻」的意思是「使完整、完成一種召呼，為了神聖的目的而遠離某些事物」。

所以在〈約翰福音〉17 章 16-18 節中，耶穌對天父說：「這些人現在不一樣了，天父。他們比較像我，而不像世上的其他人。所以讓他們變得神聖、純淨並且能在他們的人世中，透過祢的真理完成祢的召呼。因為正如祢將我送到這世上完成祢的旨意，我也要差遣他們進入世界完成祢的旨意。」

你和我是與眾不同、受到基督差遣，要為上帝成事的人，也就是要讓世界與神和解的人。祂用肉眼看不到的力量和工具裝備我們，讓我們能夠完成這項任務。祂給予我們所需的一切。我們就是祂的軍隊，祂揀

選的人民。

禁食很重要的一個元素就是奉獻。我們將這段時間和我們的生命都奉獻給神。這和我們日復一日的慣常作息不同。我們把自己奉獻出來。在天主教中，神父、修女與和修士們都為了宗教的任務而把自己奉獻出來。教會的建築是奉獻給屬靈的目的，和猶太生活中的禮拜堂類似。禮拜堂內的裝潢也是奉獻的，專門用在屬靈的操練中。

在但以理（達尼爾）仍舊是個俘虜時，巴比倫的國王伯沙撒王不智地用了上帝指示要用在神聖目的的器具來飲酒，而使得自己的性命陷於危機：

> 侍從立刻把那些金銀的杯碗搬出來，讓他們用來喝酒。他們一面喝，一面歌頌那些用金、銀、銅、鐵、木、石頭製造的神明。忽然間，有一隻人手出現，用指頭在王宮的粉牆上那燈光最亮的地方寫字。王看到那隻手在寫字。
>
> ——但以理書 5:3-5

因為巴比倫王厚顏無恥的行為，但以理被召來解讀寫在牆上的警告——一場即將降臨到巴比倫王和他的國家的毀滅。那天晚上，巴比倫王就被殺了，而整個帝國很快地分崩離析。

另一個和「奉獻」關係非常密切的辭是「聖化」，意味著「為了屬靈或神聖的目的而遠離某些事物」。當上帝引導以色列人離開埃及時，祂對他們說：「我要把你們當作我的子民，我是你們的上帝。」（出埃及記／出谷紀 6:7）祂召喚猶太人要離開世上其他的人，好讓他們的生命專注於祂。祂給予猶太人美好生活的無數承諾，只要他們把祂放在首位，並且跟隨祂的道路。

在〈約翰福音〉17章16-18節中，耶穌向天父祈求，要使我們聖潔，要我們為了神聖的目的而遠離某些事物。而我們要如何變得聖潔呢？就是憑藉著上帝話語中的真理。

當你持續禁食狀態時，思考一下上帝召喚你、要求你與世人不同的地方。祈求聖靈指出你生命中有哪些地方需要重新調整，以符合上帝的話語。要記住，你是被上帝揀選來完成祂的旨意的。然後，決心跟隨那個召喚，順服在上帝面前，行上帝的道。

# DAY 3 ▶ 你要耶穌為你做什麼？

> 耶穌問他：「你要我為你做甚麼？」
>
> ——馬可（馬爾谷）福音 10:51

　　當我讀聖經時，我喜歡在腦海中想像當時的場景，這樣子我能從中擷取更多真理。當我在閱讀〈馬可福音〉第 10 章時，我也是這麼做。關於盲人巴底買（巴爾提買）的那個故事，僅僅用了七節經文就說完了，其中卻有著我們現今仍然非常適用的真理：

> 　　他們來到耶利哥。當耶穌與他的門徒和一大群人離開耶利哥的時候，有一個盲人——底買的兒子巴底買，坐在路旁討飯。他一聽說是拿撒勒的耶穌，就喊說：「大衛之子耶穌啊，可憐我吧！」許多人責備他，叫他不要作聲。可是他更大聲喊叫：「大衛之子啊，可憐我吧！」
>
> 　　耶穌就站住，說：「叫他過來。」他們就對盲人說：「你放心，起來，他叫你呢！」盲人馬上扔掉外衣，跳起來，走到耶穌跟前。
>
> 　　耶穌問他：「你要我為你做甚麼？」盲人回答：「老師，我要能看見！」耶穌說：「去吧，你的信心治好你了。」盲人立刻能看見，就跟隨著耶穌走了。
>
> ——馬可福音 10:46-52

　　眼盲的巴底買有著迫切的需求。失明就是他人生的困境，在他身上

造成最大的哀傷，並且讓他無法脫離乞丐的生活。巴底買知道耶穌的名聲，所以當他聽見耶穌正從身邊經過時，他出聲呼喚他。巴底買知道也相信耶穌是治療者，就算在此之前他從來沒見過耶穌，也沒和他交談過，他對於耶穌和耶穌能完成的事情仍然很有信心。

我們今天面對著相似的情況。我們的生命也遭逢困境，或許是疾病、財務壓力或是婚姻問題。我們也可以呼喚耶穌，要求幫助……可是我們必須要**認識**他是誰，就算我們從來沒有親眼見過他。

當巴底買大聲叫喚時，他身邊的人要他安靜。這和我們的情況也很相似。家人、朋友和教會傳統都可能會阻礙我們，不要我們仰賴耶穌來滿足我們的需求。有時候讓我們保持緘默的東西更為微妙，例如理智、不信任或是恐懼。但是就像巴底買一樣，我們必須要忽略這些「聲音」，然後更大聲地呼求。

有意思的是，當耶穌將注意力轉向巴底買的時候，周圍的人立刻就改變他們的說法了！他們從批評者轉變成觀察者和見證人。

當巴底買明白耶穌在叫他時，他拋掉外衣走向耶穌。這件衣服很重要。這是官方賜給需要之人的乞丐專用斗篷。這件斗篷讓他們有權利可以行乞，顯示他們的困境值得大家的捐贈。但是巴底買在重獲光明之前，就拋開了他乞丐的斗篷。

然後耶穌問他：「你要我為你做甚麼？」我覺得這個問題很有意思。巴底買很顯然是個盲人，看不見就是他最大的問題，那為什麼耶穌不乾脆直接醫治他？我想這個問題是要測試巴底買的信心。他可以跟耶穌要求金錢或是食物，那是典型的乞丐的要求。但是巴底買要求一個根本不可能的治療，而這顯現了他對基督治療能力的信心：「老師，我要能看見！」

耶穌對這個要求只是回答：「去吧，你的信心治好你了。」這實在

是太震撼了。我們有多常懇求耶穌為我們完成奇蹟？但是在這裡，耶穌說是盲人的信心讓他看見了。沒有任何描述顯示耶穌碰觸了他，或是對天父祈禱、要奇蹟發生。相反地，耶穌說是巴底買的信心治好了他。

巴底買明白是耶穌治療了他。當所有人叫他安靜的時候，巴底買就呼叫耶穌，並且啟動了自己的信心。他拋下可以證明他是盲人的斗篷，告訴耶穌他想要什麼，並且知道耶穌能給予他。然後，不可能的事就發生了！

你的生命現在正面臨了什麼樣的問題？你想要耶穌為你做什麼？你需要做什麼才能**認識**耶穌、啟動你的信心，並且期待不可能的奇蹟？

耶穌在呼喚你，就如同他呼喚巴底買一樣。你聽到了嗎？是什麼聲音淹沒了他的呼喚？仔細地想想，然後踏入信心之中，今天就接受上帝希望你所擁有的一切。

# 挑選你的光滑石子

> 大衛把掃羅的刀繫在鎧甲邊,想走卻走不動,因為他不習慣穿戴這些。他對掃羅說:「我不能穿戴這些去打仗,我不習慣。」於是他把盔甲都脫掉。
>
> 大衛拿了他的牧杖,又從溪邊揀了五塊光滑的石子放在牧人用的袋子裡,然後帶著投石的弦出去迎戰歌利亞。
>
> ——撒母耳(撒慕爾)記上 17:39-40

以下的內容,是我在二〇〇八年春天,寫給「但以理禁食」網路社群的信:

正如許多人所知,我上個禮拜展開了另一輪的但以理禁食。這一次有點不一樣。首先,我要禁食七週而不是二十一天。第二,我一天只吃三頓簡單的食物。第三,我要提高我對上帝和祂話語的專注。這些方式讓我相信這將會是我生命中最重要的靈性經驗。

你們也知道,去年對我來說相當地黑暗而艱困,主要是因為我在財務上所受到的打擊。身為一個替低收入者服務的房地產商,我陷入了房地產崩盤和次貸風暴之中。於是,我手上只有空屋,沒有買家,面對著衰退的市場和我自己的貸款,我差點就被擊敗了!

上帝是信實可靠的,祂帶著我度過這一切。但是我現在仍舊面對著債務,我祈求上帝賜給我一個財務上的突破點。

今天在我自己的靜修時間，我想起了聖經中的大衛（達味）。那個謙卑的牧羊少年必須對抗可怕的巨人——一個不可抵擋、大家都知道他深具威脅性的巨人。我能體會大衛的處境。我們面對的「巨人」也許不一樣，但是都一樣地壓迫、可怕！

在前面引述的經文中，我們讀到大衛脫掉士兵給他的盔甲，反而到河邊撿了五顆光滑的石頭。我們都知道故事的結局：大衛所選擇的武器——那五顆光滑的石頭——殺死了巨人歌利亞（歌肋雅），而大衛成了以色列人的王！

我深受感動，並且從聖經的活水中挑選我自己的五顆光滑的石頭。我翻閱聖經，從中抄了五段經文，都是和信心、上帝的供給以及我和基督的關係相關。

這些將是我在未來七週所用的武器。我將會背誦、宣揚這些經文。當我覺得擔憂、恐懼要入侵我的思想時，我就會背誦一段經文，然後繼續用上帝語言所賜與的五顆光滑石子來面對這場戰爭。

〈以弗所書〉（厄弗所書）6章12節告訴我們：「因為我們不是對抗有血有肉的人，而是對天界的邪靈，就是這黑暗世代的執政者、掌權者，和宇宙間邪惡的勢力作戰。」其中所提到的邪惡困境，就是我的五顆光滑石子能有效發揮的領域！

結合上帝話語的力量，睿智地運用它們，我相信自己終將會站在堅實的地上，進入我將會更珍惜的信實生活。

或許你們生命中也面對著巨人。我鼓勵你們走入基督，並且挑選出屬於你們的五顆石子。讓上帝帶你走向勝利與成功！

這個故事的後記就是，上帝是信實、可靠的。我收到無數網友寫給我的鼓勵回信，大多數人都說他們也會挑選自己的五顆石頭。至於我，

天父讓我看見我可以如何創造我所需要的收入，並且引導我進入光明的
未來。最大的獎賞就是我的信仰更壯大，我對上帝的信心和忠誠也比以
前更堅定了。阿們！我們的神是如此善美！

# DAY 5 ▸ 掠取每一個心思

> 我們作戰的武器不是屬世的，而是上帝大能的武器，能夠摧毀堅固的堡壘。我們要攻破一切荒謬的辯論，推倒那阻礙別人認識上帝的每一種高傲的言論。我們要掠取每一個人的心思來歸順基督。
>
> ──哥林多（格林多）後書 10:4-5

在整個但以理禁食的階段中，我希望你能更清楚你是誰，以及組成你的三個部分：

- 你屬「魂」
- 你擁有「靈」
- 你住在「體」之內

上面引述的經文提醒我們，我們在生活中所面對的，不是屬於肉體或是這實體世界的戰爭，而是一場靈性的戰爭。上帝的話語指點我們通往祂的國度──我們周遭和自己內在的「實相」。這是一種嶄新的想法，和我們肉體的心所想的不同。

所以，我們要努力讓自己的肉體和心朝著神的國度前進，讓生活中的每一個思緒都符合神的話語。我們要每天不斷地自問：**上帝對此有什麼看法？**

每一個違反上帝真理的思緒都要「被掠取」，然後我們就可以揚棄

那個想法，用上帝的真理去取代。祂的真理成了我們的啟動點和武器。

- 當我們心中興起恐懼的想法時，就將那謊言轉變成上帝的話語，尋到祂的承諾，然後宣揚真理。
- 當敵人說我們不夠好或是失敗時，就把那謊言變成上帝的話語，尋到祂的承諾，然後宣揚真理。
- 當我們周遭的環境都尖叫著挫折和失敗時，就將那謊言轉變成上帝的話語，尋到祂的承諾，然後宣揚真理。

「掠取每一個心思」是一種戒律。我們必須捍衛我們的心和心智。我們必須警覺每一種想法，並且拿它去與上帝的話語衡量，你會發現，勝利的永遠是後者！

我曾聽一位牧師說：「當你面對任何一種狀況時，你都必須問自己三個問題：上帝對這個有什麼看法？敵人對這個有什麼看法？你對這個有什麼看法？」

我總是在自問這三個問題。這是一種掠取每一個思緒，並且選擇上帝真理的簡單方法。

美國著名的心靈導師喬伊絲‧邁爾（Joyce Meyer）在她的百萬暢銷書《心思的戰場》（*Battlefield of the Mind*）中，就示範了要如何掠取私慾的心思，並以符合上帝話語的想法取代。書名說的很清楚，這是一場心思的戰爭，而捍衛我們存在的想法非常重要。我喜歡她在書中引述了前英國首相柴契爾夫人所說的這段話：

注意你的想法，因為他們會成為你的言語。
注意你的言語，因為他們會成為你的行為。

注意你的行為，因為他們會成為你的習慣。

注意你的習慣，因為他們會成為你的個性。

注意你的個性，因為那會成為你的命運。


我們的思緒很重要。重要到保羅（保祿）給予我們明確的指導：「弟兄姊妹們，你們要常常留意那些美善和值得讚揚的事。一切真實、高尚、公正、純潔、可愛，和光榮的事都應該重視。」（腓立比／斐理伯書 4:8）

你的想法具有力量。思考你正在想的內容，用上帝的話語來測試它們，然後進行必要的改變。你會發現，當你的思緒變得更符合上帝的想法時，你的生命將發生神奇的改變。

# 進入神的國度

> 耶穌回答:「我鄭重地告訴你,人若不重生就不能看見上帝國
的實現。」
>
> ——約翰(若望)福音 3:3

天國是個獨立的所在。天國對所有的人都敞開,但是只有那些具備正確資格的人才得以進入。到底是哪些資格?當你相信耶穌基督、接受他成為你的救主時,這一切就變得立即可得,而且免費。要進入神的國度,你必須擁有一種身分:「這個人屬於耶穌基督。」

在上面引述的經文中,耶穌向我們解釋,除非經過重生,否則你就看不見天國。但是天國在哪裡?我們是否得等到離開今生,才能看見天國?

耶穌在〈路加福音〉17 章 20-21 節中這樣回答:「有些法利賽人來問耶穌,要知道上帝的主權甚麼時候實現。耶穌回答:『上帝主權的實現並不是眼睛所能看見的。沒有人能說:『看吧,它在這裡!』或『它在那裡!』因為上帝的主權是在你們心裡!』」

耶穌明白地表示,天國不是一個用肉眼就看得到的地方。那不是這世上的任何一種政治體系或是主權。天國是神存於我們內在的實相——一種信仰系統或是思考的方式,它和俗世的想法不同,唯有透過我們對基督的信心、根據他的真理而行,才得以進入。

如果我們以上帝和祂的道路為中心來行事,就是根據天國的原則和

律法在生活。所有這些律法都明白地記錄在聖經內，而唯有活出上帝的話語，我們才能得到上帝要我們擁有的美好生活。

當先知約書亞（若蘇厄）擔心自己是否能接下摩西（梅瑟）的棒子時，上帝給他簡單的指示：「你要常常誦念，日夜研讀這法律書，使你能夠遵守書上所寫的一切話。這樣，你就會成功，事事順利。」（約書亞記／若蘇厄書 1:8）

將自己獻給上帝的人，活在聖靈的引導之下，我們都是天國中的一員。我們有著與俗世不同的律法和標準，而這些標準都寫在聖經之中！

問題就在於，大多數的教會成員並沒有更改他們的「住所地址」。很多人仍舊根據世界的標準和俗世的律法在生活，而不是根據基督為我們取得的神奇力量和承諾在生活或實踐。在現今的教會中，離婚、疾病、濫交、財務壓力等到處氾濫，讓人感到悲哀。但是上帝說力量、勝利和自由都屬於我們。

上帝告訴約書亞，根據律法而活，就能帶來繁盛與成功。當約書亞對上帝有信心、根據上帝的真理生活時，就能成就一切。

我們得到的生命提案更勝於此。耶穌和他的力量都在我們之中，但是當話語不過是書面上的文字時，就沒有任何的功效。上帝的話語必須成為我們內在的實相，成為一種改變我們思想和信仰的實相。然後，我們就可以改變行為和生活的方式。

我們在天國的位子正等著我們，但是我們必須採取行動。不僅是想住在天國中，我們必須真的遷移到那裡。不是只有身體過去，而是心的遷移。

**神啊，請將恐懼帶走**

你要記住我的命令：要堅強，要勇敢！不害怕，不沮喪；因為你無論到哪裡，我，上主，你的上帝一定與你同在。

——約書亞記 1:9

你是否曾經向神祈禱，要祂「挪開這種恐懼」或是「讓我不再為此擔憂」？這是我最近時常祈禱的內容，而神很快地就讓我看見，祂已經提供了一條道路，讓我免除所有的擔憂、焦慮和恐懼。

在摩西過世後，約書亞承接了以色列人的領導權，這讓他感到非常恐懼。但是上帝告訴他要堅強、勇敢，然後指示他要如何達成這些人格條件：

只要你堅強，非常勇敢，切實遵行我僕人摩西給你的全部法律，不偏左不偏右，你將無往不利。你要常常誦念，日夜研讀這法律書，使你能夠遵守書上所寫的一切話。這樣，你就會成功，事事順利。

——約書亞記 1:7-8

要我們立即回應恐懼、擔憂和焦慮，就是上帝的教導。比起要祂將我們的恐懼移除，我們應該做的是聽從祂的指點，用祂的話語充滿我們的靈和魂，因為那就是恐懼的解藥。

比爾‧強生（Bill Johnson）牧師在他的著作《剛強站立：靠主自我

服事的秘訣》（*Strengthen Yourself in The Lord*）中分享要如何克服懷疑、得到信心。他說，他不斷地將上帝的話語和真理注入他的「靈」中，直到懷疑在信心中退去。這可能得花點時間，但這是信心之戰的一部分，是我們應該要對「魂」（也就是心智）所做的事。

我們必須祈求聖靈引導我們，然後飲用上帝話語的活水。當恐懼浮現時，我們就喝得更多。我們應該不斷地飲用這些活水，並且用上帝的善美餵養我們的心智，直到恐懼消失而信心堅定。

恐懼不是上帝製造的，而是敵人用來麻痺我們的信心、讓上帝話語失效的工具。但是我們明白真理，而真理可以讓我們不被恐懼捆綁，獲得自由。我們可以擁有真理，但是我們必須主動爭取。

下一次你聽見自己祈求「神啊，請將這恐懼帶走」時，就照著上帝對約書亞的指示，進入祂的話語之中，冥想祂的話語，大聲地朗誦、閱讀、傾聽，讓自己被純淨的上帝話語所包圍，這樣子敵人的懷疑與恐懼很快就會被沖散，只留下真理。

這個過程很少立刻見效，所以我們必須堅持下去。如同聖經所說的：「弟兄姊妹們，你們遭遇各種試煉，應該認為是可慶幸的事，因為知道你們的信心經過了考驗就會產生忍耐。你們要忍耐到底才能達到十全十美，沒有任何缺欠。」（雅各／雅各伯書 1:2-4）

當我們遭遇到懷疑、擔憂與恐懼，當我們的信心受到測試，我們可以經由耐心地專注於上帝的承諾來超越，直到我們的信心變得更為堅定，然後我們就毫無匱乏了！我們要做的事只有一件，就是走在神為我們準備好的道路上。

# DAY 8 你政治正確嗎？

> 我們是天上的公民；我們一心等候著我們的救主，就是主耶穌
> 基督從天上降臨。
>
> ——腓力比（斐理伯）書 3:20

近年來，我們經常聽到「政治正確」這個字眼。大多數都是好的，但是有些則值得討論。不過今天我在想的，是另一種政治正確的方式。

在整本新約聖經中，耶穌基督的追隨者都受到召喚，要活出另一種不同的生活：一種與俗世不同、層次更高的生命。〈彼得前書〉（伯多祿前書）2 章 9 節告訴我們：「你們是蒙揀選的種族，是王家的祭司，聖潔的國度，上帝的子民。上帝選召你們離開黑暗，進入他輝煌的光明，來宣揚他奇妙的作為。」

稍微想像一下：你我都是天國的成員，而我們的政策就是全能的王耶穌的政策；因為祂是王中之王，至高的主，和平的王子。這個王國的政府就在祂的肩上。

當你用這種「政治正確」去思考天國結構時，你能說你是政治正確的嗎？你是真心地回應你的領袖的召喚嗎？你是否知道、明辨並且活出這個王國的屬靈律法呢？

在但以理禁食期間，我進行冥想時，神顯現給我的一個教導就是，雖然大多數人宣揚基督，卻沒有盡全力地活出耶穌的精神。如果我們不能將心神奉獻給神的國度，那麼世上有太多事物會轉移我們的注意力，

246

而使我們失去原本該有的榮耀。這並不表示我們應該要在修道院或是特殊社群中生活，但是這樣的召喚，確實可以幫助我們活出一個不同於過去所知的人生。

耶穌告訴我們「天國就在我們之中」（路加福音 17:21）。祂也告訴我們：「你們是世界的光。建造在山上的城是無法遮蓋起來的。」（馬太／瑪竇福音 5:14）也就是說，我們的光不應該隱藏起來，而是要讓世人都看見。在耶穌所說的另一個比喻中，祂這麼教導：

> 天國好比一粒芥菜種子，人把它種在田裡。這種子比其他一切的種子都小，等它長起來卻比任何蔬菜都大；它成為一棵樹，連飛鳥也在它的枝子上搭窩。
>
> ——馬太福音 13:31-32

他就是在說你、我和教會。天國就在我們裡面。我們應該是明亮、充滿吸引力的，原本不信的人最後會成群結隊地湧向我們，在我們的枝頭築巢，以聆聽關於神和天國的好消息！

聖經說神的國度是個不一樣的地方。而我得自問，我是否真的是其中的一員？我是這個隱形而真實的王國的住民嗎？還是我覺得自己比較像是個美國人、華盛頓州民？我到底認同哪裡是我的國土、我的家？

如果從神的國度與「聖潔國度的正式成員」的角度來看我的政治正確性，我應該全然信任我的王，相信祂說的每句話，並且時時跟隨他的領導。如此一來，我的心中會充滿平安，並且將愛視為我的目標。我會更相信、更不擔心，不論當前的經濟景況如何，不論我的生命看起晦暗無比、甚至受到威脅，我都會對未來充滿信心。

我想要擁有天國中的政治正確。我明白當我在寫這段文字的時候，

我的肉體仍然需要更新，而我的靈還需要更多的操練。我確定的是，我不會聽到我的王站在競選講台上向對手提出抗辯，也不需要投票決定到底什麼才是政治正確的選擇。在神聖的國度中，王永遠是對的、公正的、把我放在心上的。這就是我希望我的生命和子子孫孫都能擁有的國度。

# DAY 9 ▸ 神啊，為什麼會有這些苦難？

> 基甸說：「先生，如果上主與我們同在，我們怎麼會遭遇這些不幸的事呢？」
>
> ——士師（民長）記 6:13

你是否曾經猜想過，當上帝承諾要保護你時，為什麼你仍會經歷這麼艱困的階段？你祈禱、讀聖經、上教會、十一奉獻……但是壓力似乎不曾稍減。

這就是發生在基甸（基德紅）身上的事。米甸（米德楊）人像踩地毯般地踐踏以色列人，他們竊取以色列人的牛、羊和驢子。等到收成時節，米甸人侵略他們的土地，讓駱駝將以色列人的作物啃禿。聖經上說，那些駱駝就像蝗蟲一樣。

被掠奪一空的以色列人，逃到山洞和地洞中躲避侵略者。當上帝的天使出現時，連基甸都躲在坑中。

天使說：「你為什麼這麼做？難道你不知道自己是誰嗎？你是至高無上的主的孩子！」

此時基甸回答：「先生，如果上主與我們同在，我們怎麼會遭遇這些不幸的事呢？」

故事繼續下去，基甸才明白因為他不明白自己的立場，才會讓敵人竊取、掠奪原本應該是他的一切！事實上，他有著上帝的資源與力量，上帝說會幫助他，打敗米甸人就像是擊退一個人一樣簡單。

這聽起來有沒有很熟悉？每個月當你在付帳單的時候，是否覺得駱駝將你的收穫都啃光了？你是否覺得這個世界的所有壓力都在你身上，彷彿被敵人四面包圍一樣？你是否曾希望可以躲到山洞裡，以逃開即將降臨的黑暗？

親愛的讀者，我們太常忘記自己在基督中的身分。我們沒有去碰觸祂在十字架上為我們贏得並給予我們的權力，反而躲在坑中，讓這個世界的敵人竊取、殺戮並摧毀原本屬於我們的一切。

在基甸明白了自己的錯誤、確認了在神之前一切都不會有錯之後，他相信神就是他的統領，並準備好作戰。最後，他戰勝了侵略者，讓以色列人取回他們被竊取的一切。

我們也做得到！讀〈士師記〉第 6 章，看看你是否在經文中見到自己的身影。要記住你在基督中的身分，然後像基甸那樣取得神的力量。勝利是屬於我們的，但是我們必須要去爭取。

辨別你的敵人，為我們的戰爭準備好武器，然後將你的領袖放在正確的位置戰鬥。祂只知道得勝，而勝利就在你的掌握之中！

# DAY 10 ▶ 讓善美之物引導你的心

服從本性的人意向於本性的事；順服聖靈的人意向於聖靈的事。

——羅馬書 8:5

你是否經歷過很糟糕的一天？你知道我在說什麼。你盡了全力，但是基於某種原因，你就是無法擺脫擔憂，或是無法拋開負面的感受。

真相就是，在那樣的時候，我們是被「肉體」（本性）主導了一切。我們應該為自己的「靈」打氣，讓他能夠重新取得在我們生命中該有的力量。我知道說比做容易，但是我會提供一些實際的方法，來幫助你度過這些漫長的光陰。

首先，讓我分享個人的見證。二〇〇七年是我這輩子最艱困的漫長時光。我擁有一家房地產投資公司，卻因為不動產市場的巨變，我發現自己突然沒了收入，還欠下每個月數以千計需要支付的貸款！而且，我找不出立即可行的解決之道。而且在這之前，我已經向神承諾過絕不借錢，也答應會致力朝無債生活邁進了。

剛開始的時候，我陷入憂慮。我哭泣、哀求、懇請上帝幫助我。我自認不曾這麼絕望過。但是後來，我學會根據天國的原則來活出上帝的道路。我真的體驗到一種超越理解的平和。根據俗世的標準，我早就應該煩惱到抓狂了。但是，每當我感到擔憂和恐懼即將來襲時，我就將注意力轉向神。我祈禱、閱讀聖經，並且聆聽有聲聖經或是傳道士的有聲

書。我盡可能地排除心頭的憂慮。

　　與其向朋友和家人抱怨，我選擇轉向上帝話語的承諾，並且盡可能地把心敞開，讓祂帶領我。神一再地安慰我。祂告訴我要堅持，並且要信任祂。

　　之前，我曾經是個基督信仰的文字工作者，後來因為許多原因而放棄，轉戰房地產投資。顯然地，神希望我回去寫作，因為房地產的大門正以光速封閉。令我感謝的是，我已經學會在遭遇困難時在至高者的秘密所在尋求庇護。我奔向祂，在祂之中尋求保護。然後祂給了我創作的功課，讓我看到寫作的題目。

　　這趟旅程絕對是一場信心的戰爭。這是在信仰中行走──根據上帝的話語生活與行動。這並不是一場輕鬆漫步，卻讓人滿足，而我得到的報酬，遠高於其他一切。

　　上帝總是有辦法讓我們擺脫困境，正如同耶穌所說：「我把這件事告訴你們，是要使你們因跟我連結而有平安。在世上，你們有苦難；但是你們要勇敢，我已經勝過了世界！」（約翰福音 16:33）

　　所以，我們要如何「在祂之中」？我們研讀祂的話語，並且冥想，直到那些都變成了我們的真理。聖經不僅是良好的哲學思想和宗教的一部分，真理就在這些頁面中，進入我們的心中繁盛成長，帶給我們真正的平安和滿足。

　　耶穌對你說：「你們若常常遵守我的教導，就真的是我的門徒了；你們會認識真理，真理會使你們得自由。」（約翰福音 8:31-32）

　　遵守就是依此生活或住在其中。耶穌希望我們能透過神的話語而活在神之中。他要我們擁有一個由靈所帶領的生命，而不是肉體所帶領的存在。他就是道路、真理和生命！

# 飲用心靈的活水

> 人要是渴了，就該到我這裡來喝。聖經上說：「那信我的人有活水的河流要從他心中湧流出來。」
>
> ——約翰福音 7:37-38

水是但以理禁食法的重要元素，也是我們禁食期間唯一可以飲用的飲料。就算在我們不禁食時，人體也需要安全的水來維生。事實上，就在我開始寫這篇文章之前，我發現自己忽略了之前種的一株羅勒。可憐的植物已經枯萎到葉子都開始變乾了。我想一定沒救了，但是我還是決定澆些水。不到一個小時，這棵植物就堅挺、綠意盎然了。這就是水的功勞！

在上面引述的這段經文中，耶穌教導我們的是另一種水——來自聖靈的活水。他告訴我們要到他身邊，並且在渴的時候飲用活水。

身為一個歷經過風霜的女性（這是委婉地暗示我確實已經走入人生下半場了）和成熟的基督徒，我對於轉向耶穌並且飲用他的活水，有著深刻的認識。事實上，協助我學會這個重要原則的，正是美國談話節目主持人、心理醫師菲爾・麥克勞（Dr. Phil McGraw）。

讓我解釋清楚。菲爾醫生教導夫妻們，在碰到婚姻艱難的時候不要逃避對方，也不要在婚姻之外尋求安慰或是解決之道。反而應該面對彼此，一起解決問題。

當我面對生活中的壓力，覺得幾乎要站不住的時候，他的意見就會

引起我的魂的共鳴。與其轉向世界尋求解決之道，或是陷於恐懼與懷疑之中，我不如轉向我至高的牧者。我向祂呼求，並且尋求祂的建議、安慰與平安。

噢，我的主永遠是信實可靠的。祂聽見我們的呼求，並且安慰我們。透過祂的話語、基督信仰的導師們、祈禱、聖經默想和朋友們，祂以強大且賦予生命的方式照顧我。祂引導我走過陰暗的谷地，向我顯現我自己絕對想不出來的解決之道。

我從耶穌如此慷慨給予的活水中汲取、飲用，然後重生了。在此之後，我就能提供活水給別人，正如祂所說的：「活水的河流要從他心中湧流出來。」

基於這個經驗，我決定要從上帝的話語中一點一滴地引用源源不斷的活水，我發現自己因此成為成為一名堅強、有能力、屬於神的女子。我將這個過程做了這樣的比喻：一杯裝滿汙濁之水的高腳杯，兩邊各放著一壺水。其中一壺是更多世俗的汙濁之水，另一壺則是裝滿了上帝話語的清澈活水。

如果我將杯子清空，用世俗的汙濁之水裝滿，那杯子仍舊會像原來那樣地汙濁。但是如果我清空杯子，然後用上帝話語的清澈活水裝滿，那杯子裡的水就乾淨到足以飲用，並且可以給別人飲用。

在但以理禁食期間，思考一下你傾注到心中的水是哪種水。是耶穌的活水還是被世俗汙染的水？選擇生命，選擇活水！那才是安全、甜美，能夠真正幫助你止渴的水。一旦你喝飽了，活水便會從你的生命中湧出，讓你也能幫助他人解渴。

## DAY 12 ▸ 專心於天上的事

> 你們已經跟基督一起復活，你們必須追求天上的事；在那裡，
> 基督坐在上帝右邊的寶座上。你們要專心於天上的事，而不是地上
> 的事。
>
> ——歌羅西（哥羅森）書 3:1-2

　　不久前，我接獲一位正在進行但以理禁食的女子的詢問。她問我在禁食期間，可以吃多少點心。我鼓勵她在吃點心的時間到來前，先決定她到底允許自己吃多少。例如，如果你認為十二顆杏仁是不錯的午後點心，就固定那個數量。

　　這讓我想起上面的經文所提到的「專心於天上的事」——先做出決定，然後就堅持下去——我們在禁食的時候也是這樣。先決定什麼食物可以吃、什麼食物不可以吃，然後在禁食期間我們就堅持這個決定。

　　有太多事情我們可以做出明白的決定，就能免去不必要的痛苦與煎熬。例如，多年前我就決定不再說長道短。我決定不說任何關於別人負面的話，也絕不轉述私密的內容。我承認我在這方面沒有做得很完美，但是也很接近了。我犯了幾次錯，也都立刻有所警覺，並且懺悔、請求寬恕，然後抱著更大的決心繼續堅持下去。

　　事實上，我幾個禮拜前和一個同僚（同時也是好朋友）史提夫共進午餐。我喜歡稱他為「前基督徒」。我有幾年沒見過史提夫了，所以我們有很多事要聊。他問到某人對不起我的事情。我其實有機會可以大大

255

地發洩一番，但是我選擇不要。我相當中肯地評論了他和他的狀況。然後，史提夫說了一句讓我深受感動的話：「妳知道，我認識妳很久了，這些年來我從來沒聽妳說過別人的壞話。」

哇！我得承認史提夫的話讓我覺得受到祝福了。他提起我這個受到基督生活塑型的個性，以及因為這樣的個性而產生的行為：我決心不再說長道短。我決定要專心於天上的事，而那正是史提夫眼中的正面見證。

我們生命中還有其他的方面必須「專心於天上的事」，或是專心於神的帶領。例如，在整部聖經中，我們都讀到不可空手來到神的面前。不過就在上個禮拜，我才突然想到，有很多時候我到教會時，並沒有什麼可以給予。我是個快樂的十一奉獻者，在每個月的開始時都會捐獻。但是很多時候，在一個月的其他禮拜，我什麼都不給。

但是神提醒我，我永遠不應該空手來到祂面前。我決定要遵從這項指令。現在，我出門的時候總是準備好一些東西要奉獻給神。有時候是為教會的下午茶時間準備一些餅乾。偶爾，我也提供小禮物給兒童主日，或是捐贈一些書給監獄的事工。然後，還有一些是捐贈給宣教的事工。

另外一個我決心要做的，是「除了愛之外，決不欠人」。我在二〇〇七年決心再也不為任何事借錢，並且要盡快地還清債務。〈申命記〉28 章 12 節說：「你們可以借給別國，而不必向別國借貸。」所以我計畫要過無債生活。我和自己訂定契約絕對不再借貸了。這是個我會堅持下去的明智決定，所以我可以宣告：「千萬不要負債！只有彼此相愛是你們該負的債。那愛別人的，就是成全了法律。」（羅馬書 13:8）

這些不過是幾個我們可以如何「專心於天上的事」的例子。重點是，如果我們想要符合上帝的道路和基督的形象，那我們就必須作出這樣的「優質決定」，並且堅持下去。我們必須在「需要做決定」的情況出現以前，就先做好決定。

我們可以決定不要透支、不要飲食過量或是不要玩笑過度。身為基督的追隨者，我們可以決定拒絕色情、不和同事發展不健康關係、不去嘗試可能會對自己或他人造成傷害的事。我們可以決定每週日都上教堂、和窮人分享，並且每天都透過親密的祈禱與上帝會面。

神希望我們要專心於天上的事。想一想，這對你和你的生命而言，意味著什麼？聖靈（聖神）是否在督促你做出一個帶來改變的「優質決定」並且堅持下去？

現在就花幾分鐘聆聽主的聲音。問祂在你生命中是否有必須要你專注於天上的事，然後對主承諾，請求聖靈引領你，然後堅持下去。你會得到祝福的！

# DAY 13 ▸ 實現神為我們安排的計畫

惟有我知道我為你們安排的計畫：我計畫的不是災難，而是繁榮；我要使你們有光明的前程。

——耶利米書（耶肋米亞）28:11

這是我最愛的經文之一，非常激勵人心而且充滿了承諾。神的計畫是要我興旺、擁有光明的未來。這真是個好消息！

那我們該如何發現天父對我們的計畫？我們是要等牆上出現字跡，還是要等信使出現在門口？雖然這聽起來很吸引人，但是我不認為那是答案。當我們開始夢想和計畫時，就是探測上帝為我們準備好的最佳計畫的時機，所以應該要時時注意傾聽祂的聲音。

在神的面前靜默、順服、尋求聖靈的協助，是非常強烈的經驗。請求聖靈在你身上做工，揭示天父對你的美好計畫。

奠定短期和長期的目標將會提升你的成功率，也會引領你完成神在你心中種下的夢想和成就。每一個祂召喚你去做的善事，祂都會提供你成功的工具。但是你需要搜尋你的心，發掘那些也許已經被你遺忘的希望與夢想……然後發展你的目標，完成它們。

大多數的人從來沒學會去探索自己的夢想，或是設定人生中的目標，反而是毫無目標地走在生命的旅途上，以船到橋頭自然直的方式在生活。可嘆的是，這種方式會導致庸碌和令人失望的生活。但是我們可以選擇不同的方式。

做好計畫，並將目標寫下來，這已被證實是個有助於成功的方式。而且想想看，我們的目標和計畫將會受到神的鞏固、保護和強化，我們會多麼地成功！那我們為什麼不計畫和設定目標呢？為什麼我們不投注時間和心力，去發掘這個計畫呢？

我想，對基督徒和非基督徒而言，答案是不同的。許多人不認為目標重要。如果大多數人不重視計畫和目標設定，也就不會去執行了。許多人則是不知道要如何設定目標，或是如何寫下計畫以輔助完成；還有一些人則是害怕拒絕或失敗。

在聖經中，我們可以透過例子知道，上帝是支持計畫、細節和成功的。祂計畫創造宇宙要花六天，祂詳細計畫禮拜堂要如何建造，祂知道我們頭髮的數目和我們有多少日子。

祂也喜歡訴諸於文字，例如：十戒、上帝的話語，以及祂要哈巴谷寫的信息——這些只不過是其中的一小部分而已。〈耶利米書〉29 章 11 節說，祂對你有計畫！但是在那些計畫可以變成行動之前，我們必須做該做的事。

我愛這一句：「你不可能超越你對自己的願景。」這句話中有著偉大的真理。你對自己有什麼樣的願景？你對天父為你安排的計畫有什麼了解？你看到什麼樣的未來？這些都是在我們對生命設定目標和發展出計畫、明白神想要我們擁有美好與成功之後，可以回答的問題。

所以，讓我們擁有夢想、做好計畫，並寫下目標需要什麼吧！這並不困難，只要你在心中接收神為我們設定好的未來，然後決定採取行動而已。

你一定聽過：「今天是你『餘生』的第一天。」你剩下的生命就在面前，而你今天就可以開始思考關於你的未來的計畫。你對家庭有什麼期望？你的事業？你的信仰？你的健康？

　　別讓那些讓大家低頭的障礙，阻止了我們實現神為我們安排的計畫。讓我們做出優質決定，要在神的面前靜默、傾聽祂的聲音，並且想像我們的渴望，做好計畫並且寫下來。

# DAY 14 ▶ 脫去枷鎖

> 迦勒安撫那些埋怨摩西的人，說：「我們現在應該上去佔領那
> 片土地；我們有足夠的力量征服它。」
>
> ——民數（戶籍）記 13:30

你還記得上帝指示摩西派十二個探子進入應許之地的故事嗎？上帝將以色列人帶出埃及，以分開紅海的神蹟將他們從奴役中解放出來。在他們還未進入應許之地前，祂用天國的麵包餵養他們。祂給他們鵪鶉吃，為他們的生存制定了結構和體系。但是以色列人仍舊抱怨連連。最後，在經過了多年的旅途後，他們終於接近應許之地了。

神已經將土地賜與他們，但是他們在擁有之前，必須先取得。於是摩西派探子進入迦南地（客納罕地）四十天，好讓他們了解自己的前途。十名探子帶著壞消息回來，說這塊土地雖然很肥沃豐美，流著牛奶與蜂蜜，但是障礙實在太巨大了。住在土地上的人高大又強悍，風塵僕僕的以色列人是無法與之對抗的。

唯有迦勒（加肋布）和何希阿（曷舍亞）的看法不同。他們也見到了流著奶和蜜的土地、看到了需要面對的強敵，但是他們相信上帝，並且信任祂將幫助他們取得祂所承諾的土地。他們相信上帝的話。

大家相信誰呢？他們接受什麼樣的未來願景？那些心態上依舊被奴役的以色列人習於艱困。艱困就是他們的舒適圈。就算上帝賜給他們美好的事物，他們仍舊抱怨。雖然他們已經離開埃及，但是埃及的心態卻

261

沒有離開他們。

於是他們接受了壞消息，視之為真理，餘生都在沙漠中流浪。

我們知道故事的結局——真正的真理是：上帝給了新生代的思想家和領袖們取得這塊土地所需要的工具。他們需要的是什麼工具？是信心，對神的信心，以及神會完成祂的承諾的信任。

我們讀到關於這些流浪、可憐的以色列人的故事，想像自己一定會不一樣。我們可能會這麼想：「如果我活在當時，我一定會像迦勒和何希阿那樣地信任神。」但是，是真的嗎？我們難道不是一樣被麻痺人心、製造傷害的枷鎖所捆綁？

我們有多少人擺脫不了不足、罪惡感或是羞恥，而導致一種讓自己繼續在相同的荒蕪中流浪的貧困心態？有多少人重複著我們祖先的行為，被包裝成真理的傳統所捆綁？有多少人被恐懼和焦慮的重擔所壓，以至於不敢信任那位無法用肉眼看見、宣揚著崇高承諾的神？

現在，無論你處於什麼樣的處境，你可以像那十名悲觀的探子和數百萬相信他們的男男女女一樣，或者你也可以像那群跨入信心中、實現神想要給予他們的一切的少數人。選擇在我們手中——我們可以選擇不實現上帝的承諾，或者選擇成功！

記住上帝在〈申命記〉30 章 19 節對我們的召呼：「現在，我呼喚天地來作證，把生命和死亡、祝福和詛咒擺在你們面前。選擇生命吧！你們和你們的子孫就能存活。」

讓我們踏入信心，並且選擇生命！

# DAY 15　在基督中扎根、生長

> 既然你們接受基督耶穌為主，你們的行為必須以他為中心，在他裡面扎根，生長，建立信心；你們就是這樣受教的。你們也要充滿著感謝的心。
>
> ——歌羅西書 2:6-7

　　我想大家都同意，我們生活在一個混亂的時代。無論我們看的是經濟、犯罪率、社會議題、政治、世界局勢，或是個人每天面對的壓力，從世界的標準來看，這都是非常動盪不安的時候。

　　這也是為什麼上面這段經文雖是使徒保羅在兩千多年前所寫，卻那麼適用於今天的我們的原因。要找到屬於我們的安定，我們必須在基督和祂的真理中扎根、成長。當我們面臨壓力、懷疑或是試探時，祂能讓我們繼續成長，並且堅強。

　　我們要如何在基督中扎根、生長呢？就是要在生活的每一個面向中，將祂放在首位。這些面向包括我們的婚姻、養兒育女、友誼、事業、工作、財務、娛樂、志工、讀書和對未來的計畫。

　　耶穌告訴我們祂與我們常在，這讓人感到極度地安慰。〈希伯來書〉13 章 4-5 節也說：「人人應該尊重婚姻的關係；夫妻必須忠實相待。上帝要審判放蕩和淫亂的人。不要貪慕錢財，要滿足於自己所有的。因為上帝說過：『我永不離開你，永不丟棄你。』」

　　耶穌承諾我們，他會存於我們的內在，並且時時與我們同在。所以

「主啊，你對這個有什麼看法？」應該常常掛在我們的嘴邊。對我們而言，尋求上帝的智慧和祂的話語應該是種常態。如果我們仍舊對此感到無所適從，可以從牧師或是成熟的基督徒朋友那裡尋求一些接近神的建議。

「扎根」意味著深入！意味著投注時間與精力去認識神和祂的道路，並且花時間與祂相處，好讓我們與祂擁有親密的關係。根扎得越深，我們就越安定。那麼當生命的風暴來襲時，就不會站不穩。我們會知道該如何做、要往哪裡去。

我們在〈雅各書〉1 章 2-8 節中看到這樣的生活型態：

弟兄姊妹們，你們遭遇各種試煉，應該認為是可慶幸的事，因為你們的信心經過了考驗，就會產生忍耐。你們要忍耐到底，才能達到十全十美，沒有任何缺欠。

如果你們當中有缺少智慧的，應該向上帝祈求，他會賜智慧給你們，因為他樂意豐豐富富地賜給每一個人。不過，你們要憑著信心求，不可有絲毫疑惑；疑惑的人好像海中的波浪，被風吹動，翻騰不已。這樣的人三心兩意，搖擺不定，別想從主那裡得到甚麼。

當我們在各方面都穩定了，信心也堅定了，對上帝的道路也有信心了，花幾分鐘自問以下的問題：

- 我要如何更深入地在基督中扎根？
- 我可以做哪三件事，來增加我對祂和祂的道路的認識？
- 我願意為研讀上帝話語保留多少時間，好讓我可以在祂的真理中成長？

做好在基督中成長的計畫，這樣子當艱難的時候來臨時，你已經做好準備！我們的神呼喚我們「來」，但是我們必須回應。你聽得見祂現在呼喚你嗎？

# DAY 16 ▸ 不僅是靠食物

> 那試探者上前對他說：「既然你是上帝的兒子，命令這些石頭變成麵包吧！」耶穌回答：「聖經說：『人的生存不僅是靠食物，而是靠上帝所說的每一句話。』」
>
> ——馬太福音 4:3-4

哇！你現在已經進入但以理禁食超過兩週了。你很可能已經度過了強烈的飢餓感和口慾期，但是你仍舊不能吃發酵過的麵包。所以對此刻的你來說，比起能吃酥脆鬆軟的法國麵包或是貝果，或許閱讀這段經文會來得更有意義。

但以理禁食的優點之一，就是讓我們對自己的飲食更有自覺。希望這種自覺能讓你培養出在未來歲月中改善你的健康的好習慣。

此外，我們也會對能夠餵養靈和魂的食物更有自覺。它們營養嗎？我們是否在餵養它們健康的食物，還是污染的食物？

耶穌教導我們，我們不只是靠著實體的麵包過活，更重要的是在上帝的話語中找到屬靈的食物。正如我們的肉身每天需要營養的滋養，我們的靈也是如此。

這種營養的主食就是聖經，然後我們可以食用一些我稱為「配菜」的基督信仰書籍、佈道、查經和基督信仰電視節目。但是我們最需要確保的是，每天都要有上帝神聖的話語，好讓祂對我們說話並且照顧我們。

相同地，我們需要確保我們用來餵養靈魂的，是能帶來生命而非死

亡的健康飲食。天父告訴我們，可以選擇生命或是死亡，而祂希望我們選擇生命。我們在很多地方都要面對這種選擇，包括所有透過旁人、媒體、網路、電視、書籍、對話以及其他有影響力的事物，而進入我們心中的資訊。

在你的生命中，是否輸入了一些沒有提供「魂」最佳養分的食物？你看的電視節目健康、純淨嗎？還是它們已經被汙染，充斥著各種有毒的資訊？網路呢？收音機？你讀的書？還有你和朋友之間的對話？

正如我們需要捍衛自己的身體，並且對食物做出睿智的決定一樣，我們也需要捍衛自己的眼睛和耳朵，以保障進入我們「魂」中的內容。而且，我們也要注意我們的嘴所說出來的話語。

你越用上帝的話語餵養你的靈，就越能照顧好你的魂和身體。確保你的靈得到飽足，然後小心地挑選你呈現給魂和身體的食物。這才是在生命中每個面向都保持健康的方式。

# DAY 17 ▶ 與金錢無關！

> 我再告訴你們，有錢人要成為上帝國的子民，比駱駝穿過針眼還要困難！
>
> ——馬太福音 19:24

這段經文似乎會讓許多基督徒捧跤，這也絕對是會引起爭論的燃料，關於一個好的基督徒是不是一定要貧窮，或是至多只能到中產階級而已。

聽過一個說法，耶穌口中的「針眼」很可能是耶路撒冷城一道被稱為「針眼」的城門。那座城門低到必須把駱駝背上的東西全部取下，跪著匍匐前進才能入城。入城的通道也非常狹窄，駱駝主人要花很大的工夫才能讓駱駝穿過城門。

基本上，耶穌是說有錢人要進入天國幾近不可能。但是，並不是金錢讓有錢人無法進天國，而是因為**有錢人依靠的是什麼**。耶穌的意思是說，有錢人往往靠財富來解決他們的問題，所以無法感受到對上帝、對祂的道路有什麼需求。對此，〈提摩太前書〉（弟茂德前書）6 章 10 節的教導是：「貪財是萬惡的根源。有些人因貪慕錢財而背離了信仰，飽嘗痛苦，心靈破碎。」

問題不在於金錢。對金錢的愛、信任與依賴才是邪惡的，是這些讓人難以進入神的國度。

現今我們看到相同的情況。大家都專注於賺錢和花錢，甚至連上帝都想不起來了。他們的自我價值不是建立在人格或是與神的關係上，反

而是在他們的地位、財產和周遭的人身上。

只要**翻翻**雜誌、點閱某個網頁或是打開電視頻道，就很容易看到俗世所重視的事物。很顯然地，其中不但缺乏神的存在，還常以破壞性的方式展現出對金錢的熱愛。

可悲的是，這些價值觀在教會中也存在，並且非常猖獗。我們往往從俗世的系統去尋求生活的方向，結果就是，我們沒去探索上帝對我們的計畫，更別提要去完成了。我得承認，在我已經成為基督徒的歲月中，有好一段時間也是這樣。直到我的中產階級的隱形支架被抽離，我才轉向上帝──我的供養者，到那時，我才開始真正地學習到天國的生活是怎麼一回事。

我很感激我現在明白了。對我而言，要在財務上面臨極大的困境，才能明白我是仰賴著金錢和世俗的系統在生活。感謝主，我現在活在神的國度裡。我終於明白了！好消息是天父開啟了祂天堂的資源，讓我一次又一次地受到潤澤。

難道是我特別受到恩寵與祝福嗎？絕對不是。上帝讓我們選擇是否要進入他的王國，而我們則是要選擇是否要讓自己的生活符合他的道理。方法並不困難。我們可以檢視我們的心，將之獻在聖靈前，祂將會讓我們明白哪些方面必須改變。我們可以讓基督主宰生活的每一部分，包括財務在內。

今天就敞開你的心，讓神進入你的財務領域。神是你的資金的管理者與來源嗎？他是你的供應者嗎？檢視自己，並且透過將生命的這部分放在神的面前，讓聖靈協助你更貼近祂。你會發現，這樣的人生實在是太美好了。

# DAY 18 ▶ 你們說，耶穌是誰？

耶穌到了凱撒利亞·腓立比的境內，在那裡他問門徒：「一般人說人子是誰？」

他們回答：「有的說是施洗者約翰；有的說是以利亞；也有的說是耶利米或其他先知中的一位。」

耶穌問他們：「那麼，你們說我是誰？」

——馬太福音 16:13-15

這是一段眾所周知的經文。約翰的兒子西門（約納的兒子西滿）的回答，讓耶穌為他起了新名字——彼得（伯多祿），就是「磐石」的意思。

今天當我讀到這段經文時，聖靈促使我向你們提出同樣的問題：「你們說我是誰？」

這個問題不是在說我們的心智、知識，或甚至是傳統信仰。今天，這個問題直指向我們的心：「你們說我是誰？」

耶穌只是我們宗教傳統中一個遙遠的人物嗎？他只是一個我們要在聖誕節和復活節為他慶祝的人嗎？他只是主日學教室牆上的海報嗎？還是他是我們在聖經中讀到，並且期待終將能見到的救世主？

今天，他在問我們：「你們說我是誰？」

有許多年，耶穌對我而言不過是個遙遠的人物。我知道很多關於他的事，我甚至教導其他人關於他的事，我寫過關於他的靈修文章，我對他訴說過許多祈禱。但是，直到我迫切地想要耶穌更深、更多地參與我

的生命，那時，我才真正地開始認識他。

這種認識不是一夜之間發生的。是透過一段深刻而持續的追尋，才讓我的靈更親密地與他溝通。耶穌並沒有躲避我，而是我不知道要如何以一種他想要親近我的方式與他接近。就算是現在，我也還沒有到達我知道可以到達的那種「契合」，但是我每一天都靠近一點。

我知道〈雅各書〉4章8節教導的是真理：「你們親近上帝，上帝就親近你們。」除非我們決定要透過持續排出特定的靜默時光去認識主，否則我們想要的關係是不會發生的。

這就是問題的所在。「你們說我是誰？」問得非常犀利。耶穌是我們生命中的首位嗎？還是等我們有時間的時候再說？他是能和我們分享親密關係的人嗎？還是他只是一個活在很久以前、等我們到了天國後才會見到的人？

在過去的數年中，我和基督的關係從虛無飄渺的概念，轉變成深刻而順服的關係。他是我所有需求的祈求對象。他是我在早晨時第一個打招呼的對象。他是我一整天都在對話的對象。許多時候他對我說話，我可以聽見他的聲音並且明白他在說什麼，因為我已經發展出「聆聽的耳朵」。

我很感謝我從「知道」耶穌，變成真正地「認識」他。我希望你們也在未來的幾天中，抓住機會回答耶穌問你們的問題：「你們說我是誰？」

# DAY 19　▶　深入上帝的話語

> 要專心信賴上主，不可倚靠自己的聰明。無論做甚麼事，都要以上主的旨意為依歸，他就會指示你走正路。
>
> ——箴言 3:5-6

在我和上帝共享的晨光中，我思索著信任的議題，這引領我來到舊約中我最喜歡的一段經文——〈箴言〉3 章 5-6 節。我閱讀這段經文，讓句子在我的腦中翻騰一陣，然後開始挖掘這簡短卻強而有力的經文中的金礦。

首先，我先查「信賴」這個字。希伯來文是 chasah，具有「被期待的，成為我們的庇護」的意思。這個定義讓我想起〈詩篇〉91 章 1-2 節：「凡向至高者尋求安全，住在全能者蔭庇下的人，都可以向上主說：你是我的避難所，是我的堡壘。你是我的上帝，我信靠你。」

然後我查「心」。在希伯來文中是 leb，代表著一個人的智慧、個性、情緒、精神和最內在的自己。我們的「心」就是我們的本質，是被上帝測試與尋求的。心和靈往往用在一起。這就是當我們接受耶穌基督成為主時，我們內在重生的那個部分。耶穌告訴我們：「你要全心、全情、全意愛主—你的上帝。」（馬太福音 22:37）

接下來我查的是「方向」。希伯來文中是 derek，意思是道路、路線或是行為模式。

最後，我查的是「依歸」，希伯來文中的 yada。這表示親密的交換，

在婚姻中這代表著新生命開始的夫婦敦倫。用在與神相關的方面，則是代表著我們生命中透過祈禱與冥想，神對我們顯示祂的真理、祝福與降臨的親密時光。

所以，當我把這些都串在一起時，我聽到聖經對我說的是：讓神成為我的庇護所和我每一部分的庇蔭。這涵蓋了我的思想、感覺、行為以及面對生活的方式。我要拋開我自己的想法，因為那是受到世俗的訓練，而且和全能的上帝相比太過不足了。在我所做的一切事情中，無論大小我都透過祈禱與冥想來祈求神，然後祂會引導我所走的每一步。祂會改變一切，讓我成功。

如果我們遵循上帝的引導行事，祂會給予我們的會是何等的機會！不是用我們的方法，而是他的道路。這就是與聖靈同行——也就是活在信心中。

那麼，我們要怎麼做才能汲取上帝提供的能量？基本上，我們要放棄自己，轉而尋求。簡單嗎？沒錯！但是這需要堅定的決心和承諾才能完成。選擇上帝不是一個膚淺的抉擇，也不會發生在一夜之間。如果你訪問一個與神有著能量十足的關係的人，很快就會發現他持續地研讀上帝的話語，他養成了祈禱、冥想、查經和向神學習的習慣。這樣的人已經把「認識神」與「不斷用神的話語更新自己的心」作為首要目標。他們憑藉著在與神的親密關係中所獲得的知識來過生活。

每個人都有相同的機會去全心信賴神。我們可以更新，我們可以被神引領，我們可以擁有一個受到祝福而且強大的生命。但是同時，我們也需要不間斷地承諾。

值得嗎？嗯，讓我想想。我想用自己的方式，還是上帝的方式？嗯……根本沒得比！這就是為什麼我會盡我所能地全心全意信賴神，而不是依賴自己的理解。我所有的一切都以神的旨意為依歸，讓祂指點我的

道路。

　　這是一種很有力量的生活方式。我就是我自己的見證！正如〈約翰福音〉中的盲人所說的那樣：「我從前失明，現在能看見了。」因為神的奇妙做工，我的生命從此改變。

　　我知道「以前」，但是我現在活在「以後」。神並不是因為我很乖、很特別、很聰明而賜福於我。不，神在我生命中創造了這些神奇的改變，是因為祂愛我。祂想要賜福於我，是因為我是祂珍貴的孩子。對於我，這絕對是更好的生活方式。其中的平安、喜樂和愛是如此地珍貴，我根本不想要任何其他的方式！

　　最令人讚嘆的真理，就是任何人都可以擁有相同的祝福。機會就在每一個願意跟隨神的人面前！

# 如果耶穌是神的長子，那你的身分是？

基督是那看不見的上帝的形像，是超越萬有的長子。

——歌羅西書 1:15

你是否曾經聽到某些聖經中的真理，然後瞠目結舌幾乎說不出話來？我在默想這段經文和耶穌是長子的時候，就發生這樣的事了。在〈羅馬書〉8 章 29 節中，他被稱為「在信徒大家庭中居首位」的長子。

長子的意思正如字面所表達：家庭中第一個或是最年長的孩子。希臘文是 prototokos，意思是「最先出生或是年紀最長的孩子」。這個位子不是地位，而是年齡順序：第一個。

所以，如果耶穌是許多兄弟姊妹中的的第一個，那它說明了你和我的什麼呢？我們可以把這個真理和〈羅馬書〉的兩段經文綜合起來看：「因為上帝是不偏待人的。」（2:11）和「因為，上帝所賜的靈不是要奴役你們，使你們仍在恐懼中，而是要使你們有上帝兒女的名份。藉著聖靈，我們向上帝呼叫：『阿爸！我的父親！』」（8:15）

接著，我問我自己的這個問題，讓我的魂都為之顫抖：如果耶穌是長子，那麼我的身分是什麼？

我鼓勵你也問自己相同的問題。答案令人驚奇。但是，在我們接受它，並且在腦中、心中思考過，直到它改變我們的想法和自我認知之前，我們是無法充分感受到它的衝擊的。你真的認為自己是耶穌的弟弟或妹妹嗎？他是神的兒子，你也是神的兒子，你和基督是聯合繼承人。這不

275

是因為我這麼說或是某個教派的觀點。你是上帝的孩子,也是耶穌的聯合繼承人,那是上帝說的!

我們不是卑微的孤兒。〈羅馬書〉8章16-17節就說明了我們的身分:

> 上帝的靈和我們的靈一同證實我們是上帝的兒女。既然是上帝的兒女,我們就享有上帝為他的子民所預備的福澤,也要跟基督同享上帝所為他保留的;因為,只要我們分擔基督的苦難,我們也要分享他的榮耀。

你和我都是基督的聯合繼承人!

這段經文顯露了一個非常有趣的元素,值得每個基督徒去思考。當上帝派耶穌前來時,他是「獨子」,但是當耶穌從死中復活並且升天時,他就成了「長子」。「獨子」成為「長子」是因為十字架。耶穌不再是「獨子」了,因為他使我們可以加入這個大家庭,成為家庭中的一員。你明白這其中的真理與真實嗎?神子成為人子,好讓人子也可以成為神子。

重生的人啊,我們真正是上帝家庭中的一員。耶穌是長子,並且讓我們能享有相同的權利、特權和好處。我希望你能花幾分鐘思考這真理對你的意義,讓它真正地被你吸收。問問自己:「如果耶穌是長子,這說明了我的身分是什麼?」下一回當你感到卑微、絕望的時候,記住你是誰——你是被愛、被珍視的,是神的長子耶穌的聯合繼承人!

在你的身分中蒙受祝福吧!

# DAY 21 ▸ 你仍覺得處身烈火中嗎？

> 那時，沙得拉、米沙、亞伯尼歌仍然被綁著，落入烈火中。忽然，尼布甲尼撒驚奇地跳了起來，問他的大臣：「我們不是綁了三個人，把他們扔進烈火裡嗎？」
>
> 他們回答：「是的，陛下。」
>
> 王問：「為甚麼我看見四個人在火中走來走去？他們都沒有被綁住，也沒有一點燒灼的樣子，而那第四個人看來好像是神。」
>
> ——但以理書 3:23-25

當然，這個故事的神奇事實就是三個人進入熊熊烈焰中，卻被看到有四個人在火焰中行走。早在被扔入火中之前，這三位希伯來人就對上帝和祂的承諾有信心：「不要害怕，要堅強，要勇敢，因為上主——你們的上帝要與你們同在。他不會忘掉你們，丟棄你們。」（申命記 31:6）

在這裡，在這死亡的洞窟中，上帝出現、關照並保護了祂的孩子。學者們稱呼在火焰中的第四人為「基督的顯現」（Christophany），是彌賽亞（默西亞，即救世主）耶穌降臨前的現身。在那一刻，上帝信實地出現了。

但是讓我們看看其他的細節。其一就是當時那些人被綁住了，他們是無法做些什麼的。有時候在我們的生命中，我們也是被世俗的問題所捆綁，而且憑自己的力量是無能為力的。有時候，這些束縛是他人施加而不是自己造成的——例如故事中的希伯來人。

但是，不論這些捆綁是因為錯誤的選擇而自己造成，還是因為他人的罪而造成，解決的答案都相同——信賴神。那就是這些人的做法。尼布甲尼撒看到並驚呼：「我看到四個人走來走去！」捆綁消失了！甚至在他們從烈焰中脫身之前，他們就已經自由了，而上帝就站在他們身邊。

這樣的情況可能也會發生在我們身上。就算你真誠地禁食了三週，你仍可能會陷入惡劣的情況中。但是，即使你無法用雙眼看見你的勝利，你仍是自由的。

如果我們對勝利有信心，它就是我們的了。耶穌在〈馬可福音〉11章24節中說：「所以，我告訴你們，你們禱告，無論求甚麼，相信是得著了，就會得到你們所求的。」

但以理的三位夥伴（也就是進入火燄中的那三人）已經得到了他們所擁有的。即使他們還沒有從火燄中脫身，但是他們已經能在比尋常要熱上七倍的火爐中自由地行走，而那爐火熱到把執行者都燒死了。

有時候，即使這個世界的挑戰對不認識基督的人來說，已經看似無法承擔了，但是上帝承諾祂永遠會照顧祂的每一個孩子：「你們所遭遇的每一個試探無非是一般人所受得了的。上帝是信實的；他絕不讓你們遭遇到無力抵抗的試探。當試探來的時候，他會給你們力量，使你們擔當得起，替你們打開一條出路。」（歌林多前書 10:13）

在〈但以理書〉中，那些仰賴異教神祇的人被殺了，但是那些仰賴全能的神的人，憑著神所提供的道路而能逃離惡境。尼布甲尼撒震撼於神的強大力量，簡直不敢相信自己親眼所見：

於是，尼布甲尼撒走近炎熱的窯口，大聲喊：「沙得拉！米沙！亞伯尼歌！至尊上帝的僕人，請出來吧！」

他們立刻從火中出來。所有的總督、省長、副省長，和其他的官員

都聚攏在這三個人周圍，發現他們一點灼傷都沒有；頭髮沒有燒焦，衣服沒有燒壞，身上也沒有煙火的氣味。

王說：「願沙得拉、米沙、亞伯尼歌的上帝得到稱頌！他差派天使來解救信靠他的僕人。他們寧願冒生命的危險違抗我的命令，也不肯俯伏拜任何神明；他們專一敬拜他們的上帝。現在我下令：無論哪一國、哪一族、說哪一種語言的人，凡毀謗沙得拉、米沙、亞伯尼歌的上帝的，都要斬斷四肢，他的家要成為廢墟；因為沒有其他神明能夠這樣施行拯救。」

於是，王提升沙得拉、米沙、亞伯尼歌三人，在巴比倫省擔任更高的職位。

——但以理書 3:26-30

尼布甲尼撒對此留下了深刻的印象，但是他並沒有改信上帝。他用自己的雙眼看見了上帝的力量，他也承認上帝比其他神祇來得高明。這種心理上的認同在現今非常地氾濫。許多人相信確實有神的存在，其中有些人也相信聖經中的神是唯一的真神，在他們之中，許多人甚至相信基督。但是心理上的肯定並不是信仰，這就是很多人錯過的原因。

我為你祈禱，希望這次的但以理禁食讓你進入與神更真實、更有意義的關係之中，好讓你不再錯過。我希望你的祈禱已經得到回應，並且在餵養你的魂、強化你的靈、更新你的身體時，知道要如何與基督協力並進。我祈禱當你回頭檢視過去這三個禮拜時，你能看到慈愛的天父是如何地在你生命中做工。

阿們！

# CHAPTER 14

———•———

# 常見問題解答

Frequently Asked Questions

 **Q** **我們全家要一起進行但以理禁食。你認為對孩子而言，這是個健康的飲食計畫嗎？我最大的孩子才六歲。**

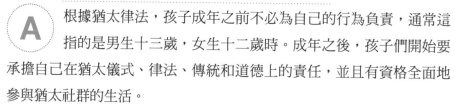 **A** 根據猶太律法，孩子成年之前不必為自己的行為負責，通常這指的是男生十三歲，女生十二歲時。成年之後，孩子們開始要承擔自己在猶太儀式、律法、傳統和道德上的責任，並且有資格全面地參與猶太社群的生活。

在此之前，孩子的父母必須為孩子遵從猶太律法和傳統的事負責，十三歲以下孩童的健康和成長狀態也要列入考量。如果你要教導孩子關於禁食的事，重點應該放在那是我們靈性戒律的一部分。我想最有效的方式，就是詢問孩子他們想要限制哪些食物，這能讓他們直接感受到什麼是禁食。

**我應該禁食多久的時間？**

 但以理禁食通常進行二十一天。但是，不一定得這麼長。我以前禁食的期間最短有十天，也有長到五十天之久。考量你禁食的目的，然後請求聖靈（聖神）告訴你該禁食多久。我在寫這答案時，正在計畫禁食二十一天，但是等到快要結束的時候，我會和聖靈「確認」我是否該禁食更久。也可以視個別的情況來決定禁食的長短。

 **我在食物清單上沒看到某某食物，我能在禁食期間食用嗎？**

最容易理解某種食物是否可吃的方式，就是把但以理禁食法當作純素的飲食法，然後再加上一些條件。所以，所有的水果和蔬菜都可以吃；所有的全穀物、種子和堅果都可以；所有的好油、香草和香料也都可以。動物性的食物都不可以；所有的甘味劑都不可以；所有化學和人工產品都不可以，所有的酒精、咖啡因和其他的刺激品都不可以。

**在但以理禁食的期間，我可以和配偶有親密關係嗎？**

保羅（保祿）在〈哥林多前書〉（格林多前書）7 章 5 節中教導了婚姻關係中的禁欲情況：夫妻不要忽略對方的需要，除非為了要專心禱告，彼此同意暫時分房；但以後還是要恢復正常的關係，免得你們因節制不了而受撒但的誘惑。」儘管在但以理禁食中夫妻不需要禁止性事，但是很多人發現，這麼做的時候，他們能更加地專注於上帝，並且發現其他能夠展現出對彼此的愛與尊重的方式。

**Q 我為什麼不能喝香草茶？那是植物製成的，而且也沒有化學添加物或是甘味劑。**

**A** 這是很常見的問題。但以理禁食法不可以喝茶的原因，就在於〈但以理書〉（達尼爾）1章12節的敘述，在其中我們看到先知只要求喝水。所以，但以理禁食期間唯一允許的飲料就是水。你可以用檸檬、小黃瓜片或是薄荷葉，增加水的清爽感。只要不跨越水變成茶的界線即可。

**Q 我知道我應該要喝濾過的水，但這是否表示我在禁食期間得買瓶裝水？**

**A** 不，你不需要喝瓶裝水，但是我建議在禁食期間飲用濾水壺濾過的水。濾水壺很容易購得，大約二十五美元就買得到了。時時飲用濾過的水對健康有益，所以這項採購的使用率很高（譯註：美國人大多直接飲用水龍頭出來的水，所以這應該是作者強調喝濾過的水的原因。在台灣，如果要生飲自來水，最好加裝淨水器或過濾設備）。

**Q 我的聖經版本說但以理只吃蔬菜和喝水，你卻說我們也可以吃水果。是否可以讓我了解為什麼也可以吃水果？**

**A** 早期的聖經譯本中（譯註：此指欽定版聖經），使用的字眼是pulse，意思是「從種子而非從動物而來的食物」。很多譯本都將pulse翻譯成「蔬菜」，但是許多解經家和評論家，包括著名的英國解經家亨利·馬太（Matthew Henry），都認定pulse是指「植物性的食物」，而不是單指蔬菜。

**在但以理禁食期間可以運動嗎？**

 當然，一面禁食一面運動非常棒。不過，如果你活動量很大的話，要確保自己有攝取充分的蛋白質。如果你覺得光靠綠色葉菜、全穀物、堅果、豆子、飯以及豆製品還無法獲得充分的蛋白質的話，你可能要考慮調整禁食的內容，添加適量的魚和雞肉。

 **在但以理禁食期間，最適合閱讀哪些聖經章節？**

 我建議你讀〈但以理書〉，並且專注於那些被囚禁、卻能維持他們對上帝深厚信仰的猶太人的品格。

**Q** **禁食期間如果碰到必須出遠門，或是要參加餐會、特殊慶典的情況，該怎麼應對呢？**

**A** 首先，你最好事先計畫好，盡量避開這些情況。你可以自備一些點心，例如堅果、米餅等，並且自備沙拉醬。出遠門時，你也找得到素食餐廳或是提供素食的餐廳，因為現在有太多人有特殊餐點的需求了。不過有些時候你可能會發現自己處於無法迴避的情況，在這種時候就盡力而為，然後回家後盡快地回歸禁食。

當你去別人家吃飯時，你可以先打電話告訴主人自己目前進行特殊飲食，請他們提供你簡單的沙拉就好了。或者，最善意的處理方式就是「暫停你的禁食」。注意吃的時候不要過量，只要食用足以讓主人滿意的分量即可，不要去餵養你的饑渴。

**Q** 但以理禁食期間禁酒，但是可以使用酒醋嗎？

**A** 這是但以理禁食中很微妙的界線。醋含有的微量酒精，並沒有讓人喝醉的可能。所以在此情況下，紅酒只提供了味道，應該可以在禁食間使用。

**Q** 如果唯一允許的飲料是水，那我可以喝精力湯嗎？還有，我可以在精力湯中添加蛋白粉嗎？

**A** 首先，精力湯不是飲料。精力湯是液態餐點，就像湯一樣，所以在禁食期間可以食用。蛋白粉只要符合但以理禁食法的條件，不含乳製品、甘味劑和化學成分，就可以添加。你可以尋找無糖、大豆成分的植物性蛋白粉。

**Q** 禁食期間可以吃蘋果和飯嗎？因為在但以理那個時代，是不可能吃到這些東西的。

**A** 可以，吃這些和其他的食物都沒有問題，只要是從種子而來的食物都可以。我們不是要教導只吃但以理當時吃的食物，而是採用他禁食時的法則。如果但以理當時吃得到蘋果和米的話，根據他所設下的條件，他也會將它們納入飲食之中。

**Q** 在但以理禁食期間可以吃藥嗎？還有，維他命和其他營養補充劑呢？

**A** 禁食絕對不應該對身體造成傷害，所以，如果你的醫療照護者有開藥，那麼在禁食期間就應該繼續服用。相同地，維他命和營養補充劑在禁食期間也都可以服用。可能的話，要注意營養補充劑裡

面沒有含甘味劑或是人工化學成分。

 **我有糖尿病，如果我想進行但以理禁食法，這樣對我安全嗎？**

在但以理禁食期間，你需要監控你的血糖，並且要和你的醫生諮詢這種飲食法和你原本飲食方式的差異是否過大。不過，我接到過無數糖尿病患者的回報，他們說但以理禁食對他們健康的幫助，大到能夠平衡血糖，所以現在他們透過健康的飲食來控制疾病。不過，如果你需要修改禁食條件才能符合你的健康需求，那是可以被接受的。

 **禁食之後，我出現了頭痛、疲倦、情緒不穩的咖啡因戒斷症狀。這會持續多久？我能做什麼來舒緩這些症狀？**

最好的方式就是在開始禁食之前，逐漸減少咖啡因的攝取。既然已經過了那個時機，就要注意每天至少要喝半加侖（約 2,000c.c.）的過濾水，並且在早上和晚餐時攝取 400 毫克的維生素 C。長時間的散步似乎也有助於舒緩症狀，這些症狀通常會在三到五天後消失。

如果症狀很嚴重，你覺得顯然影響到你的正常運作了，那麼就喝少量的咖啡，然後開始逐漸減少攝取量，這樣子大約一個禮拜後就可以不喝咖啡了。你可以先用一半無咖啡因的咖啡來取代正常的咖啡，直到所有的症狀消失。再說一遍，要記住每天至少喝半加侖的水。

 **如果我對但以理禁食法還有其他疑問的話，要怎麼辦？**

最好的方式，就是上我的網站 http://www.Daniel-Fast.com 然後點選「部落格」那一欄。在那裡，你會看到成千上萬條來自全

球各地的貼文，你很可能會在其中找到你的問題的答案。如果你在看過
網站與部落格後，仍然覺得自己需要協助，點選「聯絡」那一欄，然後
寫封電子郵件給我，我很樂意回答你的問題。

# 謝　辭

我要感謝過去多年來支持我的「生命維繫團隊」成員。我很感激你們大家！以下的名單一定有所疏漏，但我仍然想感謝 Erin Bishop、Lynn Chittenden、Mick Fleming、Nole Ann Horsey、Sid Kaplan、Michael Main、Tonia Pugel、Lili Salas、Pastors David，以及 Linda Saltzman、Ellensburg Foursquare Church、Pastor Abbie Thela、Fr. Paul Waldie、OMI，你們都是基督之愛的活生生見證。

我也要感謝我親愛的孩子、孫子，以及家人。

如果不是 Ann Spangler 的幫助，這本書很可能只會存在我的電腦硬碟中。她的智慧、經驗和才華，真的是無價之寶。我也想要感謝 Tyndale House 出版社的專業以及全心投入的團隊，尤其是我的編輯 Lisa Jackson。

我生命中一切美好的基礎都來自於我神奇的天父，我對祂的感激已超過言語所能傳達。謝謝每一個與祢對話和共處的時光，還有祢慷慨賜予的引導、愛、恩典與喜悅。祢給了我撫慰、安全、力量、真理和生命。

我真心期望自己能服事那些透過使用這本書、透過祈禱與禁食，在你的愛、知識和人子的恩典中成長的人，就如同我服事祢一般。

國家圖書館出版品預行編目資料

聖經輕斷食：21天就能淨化身體、改善健康、連祈禱都更有
效的但以理禁食法/蘇珊.葛瑞莉(Susan Gregory)作；王淑
玫譯. -- 初版. -- 臺北市：啟示出版：家庭傳媒城邦分公司
發行, 2015.02
　　面；　公分. -- (Talent系列；29)
　　譯自：The Daniel Fast : Feed Your Soul, Strengthen Your
Spirit, and Renew Your Body
　　ISBN 978-986-7470-97-3 (平裝)

1.基督徒 2.靈修 3.食譜

244.93　　　　　　　　　　　　　　　　104001052

Talent 系列 029

# 聖經輕斷食：

## 21天就能淨化身體、改善健康、連祈禱都更有效的但以理禁食法

作　　　者／蘇珊‧葛瑞莉 Susan Gregory
譯　　　者／王淑玫
企畫選書人／周品淳
總　編　輯／彭之琬
責 任 編 輯／周品淳

版　　　權／吳亭儀、江欣瑜
行 銷 業 務／周佑潔、周佳葳、賴正祐
總　編　輯／彭之琬
發　行　人／何飛鵬
法 律 顧 問／元禾法律事務所 王子文律師
出　　　版／啟示出版
　　　　　　台北市104民生東路二段141號9樓
　　　　　　電話：(02) 25007008　傳真：(02)25007759
　　　　　　E-mail：bwp.service@cite.com.tw
發　　　行／英屬蓋曼群島商家庭傳媒股份有限公司城邦分公司
　　　　　　台北市中山區民生東路二段141號2樓
　　　　　　書虫客服服務專線：02-25007718；25007719
　　　　　　24小時傳真專線：02-25001990；25001991
　　　　　　服務時間：週一至週五上午09:30-12:00；下午13:30-17:00
　　　　　　劃撥帳號：19863813；戶名：書虫股份有限公司
　　　　　　讀者服務信箱：service@readingclub.com.tw
　　　　　　城邦讀書花園 www.cite.com.tw
香港發行所／城邦（香港）出版集團
　　　　　　香港灣仔駱克道193號 E-mail：hkcite@biznetvigator.com
　　　　　　電話：(852) 25086231　傳真：(852) 25789337
馬新發行所／城邦（馬新）出版集團【Cite (M) Sdn Bhd】
　　　　　　41, Jalan Radin Anum, Bandar Baru Sri Petaling, 57000 Kuala Lumpur, Malaysia.
　　　　　　電話：(603) 90578822　傳真：(603) 90576622

封 面 設 計／行者創意
版 面 設 計／林曉涵
內 頁 排 版／林曉涵
印　　　刷／韋懋實業有限公司

■2015年2月26日初版
■2024年3月05日二版
定價400元

Printed in Taiwan

城邦讀書花園
www.cite.com.tw

Originally published in the U.S.A. under the title:
**Daniel Fast, by Susan Gregory**

Copyright © 2009 by Susan Gregory
Chinese-Traditional edition © 2015 by Apocalypse Press, a division of Cite
Publishing Ltd with permission of Tyndale House Publishers, Inc.
All rights eserved.